CHIQUE É SER SAUDÁVEL

HELOISA BERNARDES

CHIQUE É SER SAUDÁVEL

O prazer de uma alimentação **sem** culpa

Academia

Preparação: Lorena Vicini
Revisão: Tulio Kawata
Diagramação: Vinicius Rossignol Felipe
Capa: Morais

Cip-Brasil. Catalogação-na-Fonte
Sindicato Nacional dos Editores de Livros, RJ

B444c

Bernardes, Heloisa, 1944-
Chique é ser saudável / Heloisa Bernardes. - São Paulo : Planeta, 2011. 192p. : 21 cm

Inclui bibliografia
ISBN 978-85-7665-728-6

1. Nutrição. 2. Saúde - Aspectos nutricionais. 2. Hábitos alimentares. I. Título.

11-5334. CDD: 613.2
CDU: 613.2

2011

EDITORA PLANETA DO BRASIL LTDA.
Avenida Francisco Matarazzo, 1500 – 3º andar – conj. 32B
Edifício New York
05001-100 – São Paulo-SP
www.editoraplaneta.com.br
vendas@editoraplaneta.com.br

Dedico este livro a todos aqueles que pretendem melhorar seu estado de saúde, através de uma chique seleção de alimentos.

Agradecimentos

Tenho, ao longo dos anos, recomendado aos meus alunos que não se alonguem nos agradecimentos em suas monografias. Mas, agora, eu mesma me encontro diante desta difícil tareja já que não poderia deixar de agradecer a algumas pessoas que serviram para inspirar e expandir meu próprio intelecto.

Meu filho, Bruno, consultor criativo, deu título a todos os meus livros, assim como várias sugestões, não só neste, como também nos livros *Equilíbrio através da pele* e *Você e seu sangue*. Filho, obrigada, você é a outra metade do meu raciocínio.

Agradeço também ao meu colaborador, Carlos Antonio de Souza, entusiasta do meu trabalho. Obrigada por sempre entender o que eu queria dizer. Sua incondicional opinião e colaboração nas minhas centenas de horas de pesquisas, ombro a ombro, revisando e alterando com maestria, emprestando seus conhecimentos, foram de grande valia para esta obra.

Tenho também uma dívida de gratidão com todos os alunos e voluntários que colaboraram com literaturas que completaram este livro.

Sumário

Apresentação

Se não agirmos em favor do nosso corpo, quem agirá por nós?

Hoje em dia, já podemos ver o papel que a alimentação desempenha na seleção natural, limitando a nossa sobrevivência. Aqueles que conseguem evitar as chamadas "doenças da idade" têm vida mais longa. E, em certos casos, os alimentos são nossos grandes aliados para vivermos mais e melhor.

A alimentação desempenha importante função na forma pela qual o nosso organismo é estimulado pela visão e pelo olfato, e depois metaboliza os alimentos. Nesse sentido, não somos diferentes de nossos ancestrais: herdamos o mesmo mecanismo metabólico, resultado de milhões de anos de evolução. Devemos levar sempre em conta que a genética codifica o sangue com nossas preferências alimentares, levando-nos a um conhecimento mais profundo do nosso ser.

Infelizmente, não é de acordo com o legado de nossos ancestrais que nos alimentamos. Nosso organismo não está bem equipado para lidar com os alimentos a base de grãos com conservantes, que perdem suas qualidades naturais no processo de industrialização, e certamente também não está apto para lidar com alimentos refinados.

A verdade é que, com pequenas e fáceis mudanças em nossa alimentação diária, as chances de contrairmos doenças podem ser reduzidas. Se adotarmos uma dieta com mais legumes frescos e frutas, diminuindo o açúcar refinado, a farinha branca, carnes gordurosas, frituras e gorduras hidrogenadas, viveremos mais e poderemos mudar, não só a nossa vida, mas a de uma geração futura.

A simples adição de determinadas vitaminas à nossa rotina e o conhecimento dos alimentos que contêm mais concentração de certas substâncias equivalem a muitos complementos alimentares. Certamente vale mais a pena obter as vitaminas em um prato de comida do que em punhado de comprimidos!

Lembre-se sempre de que nosso corpo reconhece o alimento como um amigo, e tudo que você come "é toma lá, dá cá". Assim, o organismo inicia o seu processo de metabolização gastando neste suas reservas de vitaminas, mas repondo-as nas mesmas proporções. Já os suplementos (comprimidos), com dosagens inadequadas, somente queimam e não repõem. Por exemplo: se você precisa de uma vitamina e usa um complexo que vem com 0,5 mg, mas queima 5 mg para metabolizá-la, ficará com mais déficit. Assim, as nossas doses diárias de vitaminas não devem vir de complexos vitamínicos, mas sim dos alimentos, que proporcionam exatamente o que o corpo necessita.

Introdução

Chique é ser saudável, unindo elegância ao prazer de ingerir alimentos saborosos e, acima de tudo, saudáveis. Uma mesa bem-posta, o alimento bem-apresentado, um bom vinho, temperos de qualidade e uma companhia agradável fazem parte de uma alimentação saudável sem dispensar, contudo, a elegância.

A apresentação dos alimentos, seu aspecto visual, provoca a melhor secreção dos sucos digestivos, assim como o sabor dos condimentos, que fazem com que os membros suprassensíveis fiquem mais estimulados pelo alimento, metabolizando-os de forma adequada. O chique, o elegante e o belo são caminhos sempre paralelos a uma alimentação saudável.

Como se sabe, a ciência evoluiu, e o conhecimento da área de nutrição é um capítulo de elevada importância para a sobrevivência humana no futuro. Para isso, deve-se levar em conta que cada indivíduo tem uma bioquímica diferente, e que, muitas vezes, um copo de vinho ou uma pequena quantidade de patê de *foie gras* podem ser os segredos para ativar o organismo e para metabolizar melhor os alimentos.

No entanto, quanto mais informações temos, mais confusos ficamos. Temos sido bombardeados por informações nutricionais, e selecionar aquelas que são importantes requer um tipo de formação especial. Como resultado da falta de orientação perante a vasta oferta de alimentos à disposição, nossos hábitos alimentares têm gerado uma epidemia de obesidade, hipertensão, diabetes e doenças cardíacas.

Devemos ou não tomar suplementos vitamínicos? Os carboidratos realmente fazem mal? Que nível de gordura é seguro? Colesterol LDL e HDL – qual é a diferença entre os dois? Os alimentos são verdadeiramente os causadores de algumas doenças? Existe diferença entre alimentos refinados e naturais?

A finalidade deste livro é justamente informar sobre as últimas descobertas e constatações científicas e proporcionar ao leitor os conhecimentos que normalmente ficam restritos ao domínio médico. Apresentamos aqui uma maneira fácil de gerenciar sua saúde e adquirir conhecimento de seu próprio organismo, oferecendo informações descomplicadas que vão beneficiar você e sua família com uma simples mudança alimentar, sem deixar de lado uma alimentação saborosa e, acima de tudo, prazerosa, saudável e, é claro, chique.

Chocolate

Alimento dos deuses

O chocolate é um alimento capaz de atuar diretamente no cérebro, despertando sensações positivas. Segundo a nutricionista americana Debra Waterhouse, trata-se de um ingrediente fundamental para a sobrevivência humana, sem o qual é impossível viver – principalmente para as mulheres!

De fato, o percentual maior de chocólatras está entre o público feminino. A explicação é que, durante a tensão pré-menstrual (TPM), há quedas no nível de magnésio, e o organismo diz "coma chocolate", pois ele é rico em magnésio. Isso sem contar o prazer obtido ao ingerir o alimento, já que diversas substâncias que compõem o doce, entre elas a cafeína, a feniletilamina e o açúcar, são responsáveis pela imensa sensação de bem-estar que ele provoca.

O chocolate é também um ótimo alimento para quem faz esforço físico ou está em fase de crescimento, por seu teor energético e seus valores vitamínico e proteico, que afastam o sono e dão disposição.

Um antioxidante tão bom quanto o vinho

Pesquisadores de Harvard constataram recentemente que as pessoas que comem chocolate vivem, em média, um ano a mais. A possível razão é o alto teor de antioxidantes presentes no chocolate, que ajudam a proteger o cérebro do envelhecimento e de algumas doenças.

Em uma análise química recente, descobriu-se que o chocolate contém polifenóis – o mesmo tipo de antioxidante encontrado no vinho tinto, nos chás, nos vegetais e nas frutas. Na verdade, os fenóis presentes no chocolate chegam a ser, em alguns casos, duas vezes mais potentes do que os encontrados no vinho tinto. Foram identificados 205 miligramas de fenólicos em uma barra de chocolate de 40 gramas, praticamente a mesma quantidade que encontramos em uma taça de 140 mililitros de vinho tinto. O chocolate amargo tem maior quantidade de fenóis, substância encontrada em baixa quantidade no chocolate branco.

Assim, comer chocolate e beber vinho tinto, ao mesmo tempo, aumentaria a atividade antioxidante muito além do que se esperaria com o mero acréscimo dos antioxidantes presentes no vinho e no chocolate isoladamente.

Pesquisadores japoneses descobriram a notável porcentagem de 7% a 13% de polifenóis no cacau proveniente de diversos países. Isso significa, segundo eles, que o chocolate pode oferecer proteção contra a terrível peroxidação lipídica, capaz de deformar e destruir as membranas das células do cérebro, bem como tornar tóxicas as gorduras do sangue.

Uma substância que melhora o humor e até mesmo vicia

Uma maneira de explicar por que o chocolate é um dos alimentos que mais provocam desejos é que o açúcar presente nele aumenta os níveis do neurotransmissor serotonina, responsável pela sensação de bem-estar. Além disso, a glicose é o principal combustível do cérebro. É por isso que, quando está baixa, costumam acontecer ataques a doces. A gordura do chocolate aumenta os níveis de outras substâncias químicas cerebrais, chamadas endorfinas, que também geram a sensação de bem-estar.

Além do açúcar (substância responsável pelo aumento dos níveis de serotonina) e da gordura (que acalma a mente), estudiosos afirmam que o chocolate contém diversas substâncias químicas farmacologicamente ativas que estimulam o sistema nervoso central. Uma dessas substâncias é a feniletilamina, semelhante, em alguns aspectos, à anfetamina, famosa por melhorar o humor.

Recentemente, cientistas do Instituto de Neurociência de San Diego sugeriram ainda outro motivo intrigante para a ação do chocolate no cérebro: segundo eles, o chocolate pode ter o mesmo efeito calmante da maconha. O que ocorre é que alguns componentes do chocolate e do cacau em pó são primos da anandamida, que se liga aos mesmos receptores que a maconha nas células do cérebro. Isso significa que as substâncias químicas do chocolate podem ativar receptores de maconha e, assim, ter efeitos psicoativos de intensificação das sensações de euforia.

Com a ingestão de chocolate, fornecemos ao cérebro anandamida suficiente e temos uma sensação temporária de bem-estar, o que justificaria o desejo de comer chocolate.

O chocolate pode exercer uma atração ainda mais forte do que o álcool sobre as células do cérebro. Em testes, alguns animais tendem a reduzir a ingestão de álcool quando lhes é oferecida uma bebida achocolatada como opção.

Chocolate: motivos não faltam para comer sem culpa

Por diversas vezes, o chocolate foi visto como "vilão" e apontado como o responsável por uma série de problemas, principalmente os de pele. Hoje, porém, os estudos indicam que de vilão ele não tem nada, e que faz bem à saúde como poucos.

Sua matéria-prima, o cacau, é rica em substâncias benéficas, e até os médicos aprovam seu consumo, uma vez que ele ajuda a ter um coração mais forte e até mesmo previne a depressão. Assim, você pode comê-lo sem culpa, mas saiba que, para desfrutar de maravilhas como essa, é preciso comer na quantidade certa. Acredita-se que 6 gramas (um "quadradinho" de chocolate) por dia já sejam suficientes para melhorar a saúde. Alguns pesquisadores indicam quantidades um pouco maiores, mas nunca mais do que 30 gramas diários, ou um pequeno tablete.

Veja alguns benefícios do chocolate:

- *Controla o estresse.* O horário em que se come o chocolate faz diferença em alguns casos. Os melhores períodos são a manhã e o final da tarde, que é quando ocorrem os picos de secreção de cortisol, o hormônio do estresse. Para se livrar dele, nada melhor que um pouco de chocolate amargo.

- *Favorece o emagrecimento.* Comer um tablete amargo pela manhã, ainda em jejum, aplaca a fome, aumenta a saciedade e propicia a perda de peso. Segundo alguns estudos científicos dinamarqueses, pessoas que consumiram chocolate amargo antes do café da manhã sentiram menos fome com o passar das horas que o restante do grupo observado, que saboreou um tablete ao leite. Junto com a pimenta e o vinho, o chocolate ajuda a expulsar calorias, pois estimula a termogênese.
- *Reduz a pressão arterial.* Depois de acompanhar mais de vinte pessoas entre 35 e 65 anos, cientistas alemães chegaram a uma conclusão nada desagradável: aqueles que comem cerca de 7 gramas (um quadradinho de chocolate amargo) por dia são menos propensos à hipertensão. Entretanto, deve-se ter cuidado para não passar dessa quantidade. Do contrário, os benefícios serão anulados pelo aumento de peso.
- *Baixa a resistência à insulina.* Ingerir 100 gramas de chocolate amargo todos os dias reduz a resistência à insulina e, assim, menos açúcar fica circulando no sangue. Por isso, o chocolate com alta concentração de cacau poderia ser indicado aos diabéticos. É claro que seria imprescindível verificar a quantidade de açúcar no produto escolhido, senão, mais uma vez, os benefícios se perderiam.

- *Previne o derrame.* Em uma universidade do Canadá, foram avaliadas 44 mil pessoas, e as que consumiram uma porção de chocolate por semana (chocolate com 70% de cacau) apresentaram uma probabilidade 22% menor de sofrer um AVC. Portanto, comer chocolate pelo menos uma vez por semana reduz o risco de derrame e acelera a recuperação de pacientes que tiveram isquemia cerebral.

Receitas

Selecionamos algumas receitas deliciosas para mandar a depressão e o mau humor embora.

Brigadeiro de chocolate com pimenta

Ingredientes

80 g de pimenta dedo-de-moça sem semente
1 unidade de maçã sem semente
¼ xícara (chá) de vinagre de maçã
3 unidades de cravo-da-índia
3 unidades de canela em pau
2 xícaras (chá) de água
1 xícara (chá) de açúcar *light*
1 lata de leite condensado *light*
3 colheres (sopa) de chocolate em pó
1 colher (sopa) de manteiga
1 colher (sopa) de rum
Sal a gosto

Modo de preparo

Leve para ferver a maçã, a pimenta, o vinagre, o cravo, a canela e a água até que a maçã fique bem mole. Ainda quente, bata tudo no liquidificador por alguns minutos, coe bem e coloque o líquido numa panela. Acrescente o açúcar e uma pitada de sal. Deixe ferver até o ponto de geleia. Reserve. Faça um brigadeiro colocando numa panela o leite condensado, o chocolate e a manteiga, e vá mexendo em fogo baixo. Deixe cozinhar até ver o fundo da panela. Tire do fogo e adicione um pouco de rum. Coloque num prato untado com manteiga e deixe esfriar. Unte as mãos e modele os brigadeiros, envolva em granulado de chocolate e deixe secar ou leve à geladeira para endurecer um pouco. Unte com manteiga o cabo de uma colher e faça um furo largo no centro do brigadeiro. Com o auxílio de uma colher (café), coloque uma porção da geleia de pimenta no brigadeiro.

Capacidade antioxidante: 850 ORAC*.

Brownie com sorvete de flocos

Ingredientes

200 g (1 tablete) de chocolate meio amargo

2 colheres (sopa) de manteiga

½ xícara (chá) de açúcar mascavo

2 ovos

---

* Depois de 138 anos de estudo, o Serviço de Pesquisas Agrícolas dos Estados Unidos conseguiu medir a capacidade de absorção de radicais livres dos alimentos. Esse teste é conhecido como ORAC. Você encontrará indicações dessa medida em várias outras receitas ao longo deste livro.

1 colher (chá) de essência de baunilha
½ xícara (chá) de farinha de trigo integral fina
1 colher (chá) de bicarbonato de sódio
50 g de nozes picadas
100 g de chocolate ao leite, cortado em cubos
sorvete de flocos

Modo de preparo

Coloque em uma panela o chocolate e a manteiga e leve ao fogo em banho-maria até obter um creme homogêneo. Adicione o açúcar mascavo e mexa até estar bem dissolvido. Bata os ovos com a essência de baunilha e misture ao creme de chocolate. Adicione a farinha, o bicarbonato, as nozes e o chocolate ao leite. Despeje a massa em forma retangular pequena, untada e polvilhada de farinha. Leve para assar em forno médio. Desenforme e deixe esfriar por cerca de duas horas. Corte o brownie em porções e sirva acompanhado de uma bola de sorvete de flocos.

Capacidade antioxidante: 9.796 ORAC.

Rosca de chocolate com cocada

Ingredientes

Massa

4 colheres (sopa) de açúcar demerara
2 tabletes de fermento biológico
1 xícara (chá) de leite de soja
½ kg de farinha de trigo integral fina
½ colher (sopa) de sal

2 ovos inteiros

3 gemas

1 xícara (chá) de manteiga

100 g de damasco picado

4 colheres (sopa) de chocolate em pó

Recheio

400 g de chocolate meio amargo picado

1 copo (300 ml) de água

2 copos (600 ml) de açúcar demerara

200 g de coco ralado

2 gemas

Modo de preparo

Coloque numa vasilha o fermento, o açúcar e o leite e vá acrescentando o restante dos ingredientes. Misture a massa e deixe descansar até dobrar de volume. Para o recheio, leve a água e o açúcar ao fogo, formando uma calda grossa, deixe amornar e acrescente o coco ralado e as gemas. Cozinhe por mais 5 minutos. Depois de pronto acrescente os pedaços pequenos de chocolate meio amargo para ficar crocante. Deixe esfriar e cubra. Monte a rosca, recheie, pincele, cubra com a cocada, deixe crescer novamente e leve para assar.

Capacidade antioxidante: 5.250 ORAC.

Shake de chocolate e pera

Ingredientes

150 ml de leite de soja

2 colheres (sopa) de chocolate amargo ralado

2 colheres (sopa) de albumina em pó sabor chocolate
1 pera madura
1 colher (sopa) de suco de tangerina
1 colher (chá) de suco de pera concentrado

Modo de preparo

Amorne o leite. Lave a pera, corte uma fatia e reserve. Descasque o restante da fruta, retire as sementes. Corte a pera em pequenos pedaços e coloque no liquidificador. Adicione o suco de tangerina, o suco de pera, o chocolate e metade do leite. Bata por 15 segundos, adicione a albumina, o restante do leite e bata por mais 10 segundos. Coloque a mistura em uma taça, encaixe a fatia da pera na borda e sirva com canudinho.

Rendimento: uma porção.

Capacidade antioxidante: 1.567 ORAC.

Pimenta

Quem diria, facilita a digestão e alivia dores

Conhecidas pelo sabor ardente que conferem aos alimentos, as pimentas são utilizadas medicinalmente para estimular a digestão e aliviar as dores.

A capsaicina, substância presente nas pimentas, é um analgésico eficaz quando aplicada sobre a pele, pois leva à redução de um componente das células nervosas, a substância P, que transmite os impulsos dolorosos ao cérebro. Tomada como suplemento ou nos alimentos, a capsaicina é uma excelente fonte de vitaminas A e C. Além disso, parece ter um efeito altamente benéfico sobre o nosso organismo, pois:

- combate a má circulação, a artrite, a artrose, o colesterol;
- controla a hipertensão;
- ajuda no sistema digestório;
- alivia a congestão nasal;
- previne coágulos sanguíneos que causam ataques cardíacos ou derrame cerebral.

A capsaicina e outros capsaicinoides da pimenta estão concentrados principalmente nas nervuras brancas e nas sementes, que podem ser removidas para que esse fruto fique com um sabor mais suave nos doces e geleias em que é utilizada como ingrediente.

O manuseio da pimenta, no entanto, requer cuidado. Ao remover as sementes e nervuras brancas da pimenta vermelha, use luvas finas e lave todos os utensílios com água e sabão após o uso. Mesmo uma pequena quantidade de capsaicinoides pode causar irritação ao entrar em contato com os olhos.

As pimentas são mais nutritivas que os pimentões, e as vermelhas geralmente possuem maior valor nutricional que as verdes. Elas são boas fontes de antioxidantes. Apenas 28 gramas de pimenta contêm 70 miligramas de vitamina C (mais que 100% da ingestão diária recomendada) bem como cerca de 70% da ingestão diária recomendada para a vitamina A. As pimentas também contêm bioflavonoides, pigmentos vegetais que parecem prevenir o câncer.

Para uso externo, deve-se testar a sensibilidade à pimenta, pois ela varia de pessoa para pessoa; por isso, experimente o unguento em uma área pequena e mais dolorida. Como uso interno, os suplementos de pimenta podem ser tomados com ou sem alimentos, e até mesmo misturados aos alimentos.

Hoje em dia, seu uso em doces está se tornando comum, principalmente o famoso chocolate com pimenta, que é uma delícia.

O uso da pimenta por diferentes povos

Considerada um ingrediente indispensável na cozinha há mais de mil anos, a pimenta sempre foi valorizada por seus efeitos farmacológicos, que, curiosamente, estão relacionados diretamente aos componentes que causam o ardor. Algumas variedades de pimenta, com alto poder de irritação e dor, podem ter sido usadas há séculos no México e na África, como medicina nativa. É também de conhecimento geral em culturas recentes o emprego de capsaicinoides na medicina, usados sob diferentes formas no tratamento contra a febre, resfriados e sobretudo para casos de desordens estomacais, cólicas e dispepsia alcoólica.

A pasta de pimenta também tem sido usada em aplicações externas, para conter dores e inflamações. No século passado, usavam-se gotas de pimenta como remédio para dor de dente.

A pimenta é ainda usada como conservante: nossos índios utilizavam-na moída com sal ou com cinzas para conservar suas sementes de uma safra para outra, e, principalmente, para defendê-la das formigas.

No princípio do século, acreditava-se que a pimenta era um alimento eficaz contra hemorroidas, já que a incidência dessa doença era consideravelmente menor nos povos que usavam esse condimento em sua culinária. Os árabes a usam como afrodisíaco. Na farmacopeia africana, usa-se a pimenta como cicatrizante e também para combater infecções intestinais, parasitas e diarreia.

Novidades para a saúde

Em função da presença de vitamina E e vitamina C (seis vezes mais do que na laranja), a pimenta impede a coagulação do sangue, evitando tromboses. Além disso, possui propriedades antioxidantes, é rica em cálcio, ferro, magnésio, aminoácidos, caroteno, tiamina (B1), niacina (B3), riboflavina (B2) e fibras.

Outros estudos revelam que a pimenta também reduz os riscos de doenças como o câncer, a catarata, o mal de Alzheimer e o diabetes. Ainda segundo as pesquisas, a pimenta aumenta a taxa metabólica do organismo, o que provoca um efeito térmico e faz com que aproximadamente 6 gramas de pimenta queimem cerca de 45 calorias.

Várias espécies de pimentas consumidas frescas são eficazes no tratamento contra a dor de cabeça e de dente. Também são empregadas ao longo da quimioterapia, já que aliviam dores de garganta do paciente e facilitam a deglutição dos alimentos.

Pimenta também faz bem para o humor. Elas atuam no cérebro, estimulando a produção de endorfina, o hormônio que produz a sensação de bem-estar.

As ardidinhas, quem diria, emagrecem!

Quanto mais ardidinhas, melhor para emagrecer! Além de ajudar na digestão, protegem contra alguns tipos de câncer e ainda fazem seu corpo queimar gordura. O sabor ardido da pimenta também anestesia as glândulas salivares, e a vontade de comer doce é inibida.

Cientistas da Universidade do Quebec e da Holanda descobriram que o fruto da pimenteira, graças à capsaicina, derrete os estoques de gordura corporal. O mecanismo é simples: para quebrar os nutrientes e absorvê-los, nosso aparelho digestório gasta muito combustível. Para testar a eficácia da pimenta nesse processo, o pesquisador ofereceu uma refeição com entrada bem apimentada a um grupo de voluntários e notou, por meio de complexos testes laboratoriais, que o tempero fez com que o corpo consumisse cerca de 200 calorias a mais só para digerir a refeição completa.

A pimenta também aumenta a temperatura corporal e, para dissipá-la, lá se vão mais calorias e calorias. É por isso que a pimenta é chamada de termogênica. Além de emagrecer, ela reduz a formação de gases, melhora a digestão e fornece vitaminas, principalmente a vitamina C. A pimenta dedo-de-moça é a mais indicada para esse processo.

Mas atenção: quem tem gastrite ou úlcera deve consumir pimenta com moderação.

Receitas

Selecionamos algumas receitas de "dar água na boca", como o delicioso chocolate com pimenta. A geleia de pimenta é também uma boa opção para misturar nos bolos e doces, assim como usar no lugar de outros ingredientes com muitas calorias. Hoje já encontramos deliciosas geleias *diet* industrializadas. Mas, se preferir, neste livro você encontra duas receitas muito fáceis de fazer.

Geleia de pimenta dietética

Ingredientes

2 kg de maçãs Fuji
6 pimentas dedo-de-moça
½ litro de água
2 colheres (sopa) de vinagre de maçã
1 colher (sopa) de gelatina incolor em pó sem sabor
4 colheres (sopa) de água quente para dissolver a gelatina
2 xícaras (chá) de adoçante em pó

Modo de preparo

Lave as maçãs e corte, sem tirar as cascas. Coloque-as em uma panela de pressão com a água e o vinagre, deixe cozinhar por 30 minutos. Tire da panela e bata no liquidificador por 3 minutos, mais ou menos. Passe por uma peneira e reserve. Bata quatro pimentas no liquidificador. Misture-as com as maçãs, leve ao fogo, junte a gelatina já dissolvida na água, mexendo de vez em quando, até o ponto de geleia, por mais ou menos uma hora. Corte duas pimentas bem fininho e misture à geleia, fervendo por mais dez minutos. Por último, coloque o adoçante. Misture bem e coloque em potes de vidro.
Capacidade antioxidante: 2.911 ORAC.

Geleia de pimenta

Ingredientes

300 g de pimenta dedo-de-moça
8 xícaras (chá) de açúcar mascavo
1 xícara (chá) de suco de limão

2 xícaras (chá) de água
2 xícaras (chá) de suco de tangerina
1 pitada de sal

Modo de preparo
Retire os cabos das pimentas. Bata todos os ingredientes no liquidificador. Coe em uma panela de fundo grosso e deixe ferver em fogo baixo. Vá retirando a espuma que se forma. O tempo de redução varia, conforme o fogão, de 20 a 40 minutos depois de começar a ferver. Deixe os vidros com água quente até a geleia ficar pronta. Tire a água e coloque a geleia ainda quente nos vidros e tampe. Dica para verificar o ponto: derrame um pouco da geleia em um pires e espere esfriar. Ela endurece depois de fria.
Capacidade antioxidante: 11.886 ORAC.

Delícia de chocolate com geleia de pimenta

Ingredientes
3 ovos
1 colher (sopa) de manteiga
1 copo (180 g) de iogurte natural
1 xícara (chá) de açúcar *light*
2 xícaras (chá) de farinha de trigo integral fina
2 colheres (sopa) de chocolate granulado
1 colher (sopa) de fermento em pó
½ xícara (chá) de geleia de pimenta

Modo de preparo
Coloque geleia de pimenta numa forma refratária, de buraco no meio. Leve a forma ao freezer por no mínimo duas horas.

Bata as claras em neve e vá acrescentando as gemas, uma a uma. Coloque açúcar aos poucos e continue batendo. Acrescente o iogurte alternadamente com a farinha. Acrescente a manteiga, sem deixar de bater. Desligue a batedeira, acrescente o fermento em pó e misture delicadamente. Despeje a massa no refratário e leve ao micro-ondas por 8 minutos, em potência alta. Retire a forma do micro-ondas e deixe descansar por alguns minutos. Desenforme ainda morno. Decore com chocolate granulado e sirva a seguir.
Capacidade antioxidante: 1.270 ORAC.

Devil - chocolate com pimenta

Ingredientes

1 xícara (chá) de manteiga
2 xícaras (chá) de açúcar mascavo
3 ovos
100 g de chocolate meio amargo
2 xícaras (chá) de farinha de trigo integral fina
1 ½ colher (sopa) de bicarbonato de sódio
1 copo (180 g) de iogurte natural
1 colher (chá) de essência de baunilha
1 xícara (chá) de água fervente
1 pote de sorvete de creme

Primeira cobertura

1 lata de creme de leite *light*
200 g de chocolate meio amargo

Segunda cobertura

100 g de geleia de pimenta
½ xícara (chá) de água

Modo de preparo

Bata a manteiga com o açúcar mascavo até ficar um creme. Acrescente os ovos, um a um, e o chocolate dissolvido na água fervente. Adicione a farinha e o bicarbonato, alternando com o iogurte e a essência de baunilha. Despeje em uma forma redonda (24 cm de diâmetro) untada e polvilhada e leve ao forno médio-alto (200 °C) por cerca de 30 minutos ou até que a massa esteja assada.

Primeira cobertura: Aqueça o creme de leite em banho-maria e misture o chocolate picado, mexendo até formar um creme homogêneo.

Segunda cobertura: Leve ao fogo a geleia e a água; quando ferver, mexa bem e desligue.

Montagem

Arrume num prato uma fatia de bolo com uma bola de sorvete de creme ao lado. Espalhe a cobertura de chocolate sobre o sorvete e a geleia sobre o bolo.

Capacidade antioxidante: 3.873 ORAC.

Petit gateau com geleia de pimenta

Ingredientes

200 g de chocolate meio amargo

1 lata de creme de leite

5 gemas

5 ovos

½ xícara (chá) de açúcar *light*

1 xícara (chá) de farinha de trigo integral fina peneirada

1 pote de sorvete de creme
100 g de geleia de pimenta
½ xícara (chá) de água

Modo de preparo

Leve ao fogo, em banho-maria, o chocolate picado e o creme de leite. Derreta e reserve. Em uma tigela, misture muito bem as gemas, os ovos inteiros, o açúcar e a farinha até ficar homogêneo. Misture o chocolate reservado e mexa bem até obter uma massa lisa. Unte, com manteiga, oito forminhas pequenas (10 cm de diâmetro) e distribua a massa. Leve ao forno médio-alto (200 °C pré-aquecido por 10 minutos) e asse por aproximadamente 15 minutos. Leve ao fogo a geleia e a água. Quando ferver, mexa bem e desligue.

Montagem

Espalhe a geleia derretida sobre pratinhos individuais, desenforme o petit gateau morno, coloque uma bola de sorvete de creme ao lado e sirva.
Capacidade antioxidante: 2.496 ORAC.

Bolo de frutas, chocolate e pimenta

Ingredientes

200 g de nozes picadas
80 g de uvas-passas sem sementes
80 g de frutas cristalizadas picadas
1 xícara (chá) de figos em calda picados
½ xícara (chá) da calda dos figos
1 xícara (chá) de ameixas-pretas picadas

1 xícara (chá) de vinho tinto seco ou suave

¼ xícara (chá) de água

½ xícara (chá) de açúcar *light*

½ xícara (chá) de açúcar mascavo

100 g de manteiga

4 ovos

2 xícaras (chá) de farinha de trigo integral fina

1 colher (sopa) de pimenta da Jamaica bem picada

1 ½ colher (sopa) de fermento em pó

1 xícara (chá) de chocolate em pó

Modo de preparo

Deixe as nozes, as uvas-passas, as frutas cristalizadas, os figos e as ameixas em infusão com o vinho, a calda dos figos e a água por duas horas. Bata a manteiga com os ovos, o açúcar *light* e o açúcar mascavo. Junte a pimenta, a farinha peneirada, o chocolate e misture. Misture as frutas com todo o caldo e depois coloque o fermento, mexendo delicadamente. Coloque em uma forma untada e polvilhada, e leve ao forno médio por 35 minutos, ou 15 minutos no micro-ondas. Observação: a massa deve ficar bem líquida, então coloque até a metade da forma. Este bolo dura até 20 anos congelado.

Capacidade antioxidante: 180.591 ORAC.

Peras e calda de chocolate com pimenta

Ingredientes

2 peras

1 ½ xícara (chá) de vinho tinto

2 colheres (sopa) de açúcar mascavo
100 g de chocolate meio amargo picado
100 g de geleia de pimenta
1 colher (sopa) de manteiga

Modo de preparo

Descasque e cozinhe as peras no vinho com o açúcar mascavo por cerca de 20 minutos em fogo baixo e com a panela tampada, até que fiquem macias. Retire-as do vinho e espere esfriar.

Calda

Coloque o chocolate picado, a manteiga e quatro colheres (sopa) de água em uma panela. Leve ao fogo baixo, mexendo sempre, até obter uma mistura homogênea. Retire do fogo e junte a geleia de pimenta.

Montagem

Quando as peras estiverem frias, coloque-as em pratinhos de sobremesa e cubra com a calda de chocolate com pimenta.
Capacidade antioxidante: 1.981 ORAC.

Conserva de frutas com pimenta

Ingredientes

10 colheres (sopa) de açúcar mascavo
6 colheres (sopa) de mel de flor de laranjeira
1 xícara (chá) de vinagre de maçã
suco de 1 limão
4 pimentas dedo-de-moça bem picadas

1 xícara (chá) de casca de laranja
600 ml de vinho tinto
5 a 8 nozes picadas
10 damascos secos picados
4 maçãs
2 colheres (sopa) de uvas-passas

Modo de preparo

Afervente a casca de laranja por 10 minutos e corte-a em pedaços pequenos. Descasque as maçãs e corte-as em cubos pequenos, regando-as com o suco de limão. Em uma panela, coloque para ferver o vinagre, o vinho, o açúcar, o mel e as pimentas por 10 minutos, retirando a espuma que se formar. Em seguida, junte as frutas e a casca de laranja e, depois de 5 minutos, as nozes. Cozinhe por mais 1 minuto. Retire do fogo, escorra as frutas, conservando o líquido do cozimento, transfira-as para potes de vidro esterilizados, comprimindo-as com cuidado. Coloque o líquido de cozimento para ferver e despeje-o em seguida, aos poucos, sobre as frutas, até cobri-las. Tampe os potes.

Capacidade antioxidante: 13.432 ORAC.

Homocisteína

O vilão do seu sangue pode ser combatido com foie gras

Não é só o colesterol que pode estar em excesso no sangue, colocando em risco as artérias do corpo. Embora por muito tempo ele tenha sido o maior bode expiatório entre os vilões da saúde, hoje sabe-se que ele não está sozinho, e que a homocisteína tem sua parcela de culpa.

O que é a homocisteína?

A homocisteína é um aminoácido encontrado no sangue, normalmente em pequenas quantidades. No metabolismo, ela cumpre a função de produzir os hormônios. É considerada a "vilã" da juventude eterna, pois interfere na acidez do sangue.

Considerada um aminoácido não essencial, a homocisteína vem sendo apontada, em pesquisas recentes, como um fator independente de doenças cardiovasculares, chegando a ser classificada como um fator de risco tão importante quanto a hipertensão, o colesterol alto e outros problemas circulatórios que predizem o desenvolvimento de doenças arteriais coronarianas. Ela é um metabolizador da metionina, que é um ácido essencial.

Segundo a teoria da homocisteína, não é qualquer gordura ou qualquer colesterol que causa problemas como arteriosclerose, acidentes vasculares cerebrais e ataques cardíacos, mas apenas as "gorduras trans" (gorduras que são hidrogenadas, como margarinas, pipoca de micro-ondas e frituras, como veremos no capítulo sobre gordura trans) e os oxicolesteróis. Devemos concentrar nossa atenção sobretudo nos carboidratos refinados, que se tornam desprovidos das vitaminas do complexo B. Esse é o principal fator de risco na produção do aminoácido homocisteína, mais prejudicial do que o colesterol LDL, o chamado colesterol ruim.

Essa teoria trata de uma ideia comprovada, publicada em um estudo dos doutores Kilmer Mccully e Martha Mccully, cujas pesquisas são reconhecidas internacionalmente. Esse estudo aponta novos caminhos para quem quer se manter saudável. A revolucionária descoberta do fator homocisteína é um novo enfoque para doenças cardíacas e circulatórias, problemas com colesterol, problemas de pele, dores articulares, artrite, arteriosclerose, obesidade e até mesmo para a estética (como celulite).

Na ausência de vitaminas do complexo B, o organismo falha na eliminação dos resíduos da queima da proteína, o que leva à elevação da homocisteína. Assim, pode-se dizer que o segredo para evitar a formação e ajudar na eliminação da homocisteína está em três vitaminas: a B12 (cianocobalamina), a B9 (ácido fólico) e a B6 (piridoxina)

Como evitar a formação da homocisteína?

Felicidade e longevidade é o que todos queremos. Para isso, devemos evitar a formação de homocisteína, reduzindo, assim, a incidência de doenças e prevenindo o que nos ameaça.

Começamos então com as dicas de como evitar a formação desse vilão do envelhecimento do nosso coração e de como eliminá-lo, caso já estejamos com um índice alto de homocisteína (mais de 8 micromoles)*.

Como vimos, o grande segredo está na ingestão de alimentos ricos em vitaminas do complexo B. A vitamina B12 (cianocobalamina), a vitamina B9 (ácido fólico), a vitamina B6 (piridoxina), mais a B3 (niacina, um estimulante da serotonina) transformam a homocisteína em outras substâncias que são facilmente excretadas do corpo pela urina.

Em pesquisas mundiais, constatou-se que boa parte das pessoas que sofreu ataque cardíaco e acidente cardiovascular não tinha o colesterol alto, e sim um índice alto de homocisteína. A alimentação saudável, incluindo itens *chiques* como o vinho tinto (com o seu incrível resveratrol e vitamina B3) e o patê de foie gras (fígado de ganso), devido aos seus componentes vitamínicos do complexo B (B9, B6 e B12), mostra-se uma poderosa arma para o bom gerenciamento da saúde.

Levando em conta que tanto o vinho como o foie gras fazem parte da alimentação dos franceses, podemos nos perguntar: como esse povo, que ingere muito colesterol e gor-

---

* Lembrando que o nível de homocisteína deve ser de no máximo 14 micromoles. Porém, como já apontamos, quanto mais baixo esse índice, melhor.

duras saturadas (presentes, por exemplo, em frituras, carnes gordas e massas folhadas) têm uma incidência tão baixa de doença cardíaca?

Um índice menor de ataques cardíacos sugere uma alimentação rica em alimentos com vitaminas B. Isso nos leva ao chamado paradoxo francês. A explicação é que, como os franceses tomam muito vinho tinto, os benéficos antioxidantes fitoquímicos contidos na bebida atuam como inibidores de doenças cardíacas (veja também o próximo capítulo). A maioria das pesquisas indica que a casca da uva contém fitoquímicos que protegem o coração.

Além disso, a quantidade de vitaminas B6, B3 e B9 presentes no foie gras ajuda a prevenir níveis elevados de homocisteína. Em muitas regiões da França, o consumo desse produto faz parte da alimentação básica. O fígado é a melhor fonte individual de vitamina B6, vitamina B9 e vitamina B12 que existe. Ao comer patê de fígado de ganso, fígado e moela, os franceses consomem grandes quantidades dessas três vitaminas, impedindo, assim, a elevação dos níveis de homocisteína.

Outro elemento importante e significativo para uma dieta saudável livre de excesso de homocisteína são os grãos. O pão logo vem à mente quando pensamos na França. Quando pensamos na Itália, o que nos ocorre é a macarronada. No Brasil, o arroz e o feijão.

Quando o pão, o macarrão e o arroz desses pratos são integrais, esses alimentos se tornam boas fontes de vitamina B.

Porém, muitas vezes, eles são feitos de produtos altamente refinados e, portanto, sem nenhuma dessas vitaminas.

Não precisamos eliminar os produtos refinados por completo da nossa dieta, basta dar preferência aos alimentos feitos com grãos integrais. E, para completar, junte sempre ao trigo e ao arroz integral um bom vinho e um saboroso patê de fígado de aves (os de outros animais como o do porco, podem conter toxinas).

Chegamos à conclusão de que, se conseguirmos resistir à recente tendência de alimentos processados e refinados, além de fast-food, poderemos evitar grandes riscos de doenças no futuro.

Além da ingestão de alimentos como o vinho e o foie gras, a maior parte dos trabalhos publicados e referenciados na bibliografia médica também recomenda a suplementação por meio de complementos nutricionais como forma de controlar as alterações metabólicas dos aminoácidos, principalmente aqueles envolvidos na produção de homocisteína. A suplementação vitamínica (vitaminas B6, B9 e B12), se corretamente utilizada, pode gerar a total normalização dos níveis de homocisteína.

Na maioria dos pacientes, a simples ingestão das medidas a seguir mostra-se um tratamento bastante eficaz:

- ácido fólico (vitamina B9) = 5 miligramas;
- piridoxina (vitamina B6) = 30 a 50 miligramas;
- cianocobalamina (vitamina B12) = 10 a 35 microgramas.

Essas vitaminas devem ser tomadas meia hora antes das refeições (todas as vitaminas B e a vitamina C são hidrossolúveis, sendo absorvidas somente no meio aquoso), acompanhadas de líquidos – e nunca junto com alimentos gordurosos.

A administração delas resulta em um tratamento extremamente simples e barato no controle da homocisteína, em problemas arterioscleróticos secundários, problemas circulatórios e celulite. Com o uso dessas dosagens, haverá uma alteração metabólica evidente dentro do organismo em menos de três meses.

A eficácia das vitaminas pode ser comprovada pelas pesquisas realizadas. Em estudos retrospectivos realizados na Europa, que incluíram 3 mil indivíduos em um período de 5 anos, observou-se que o risco de angina e de ataque cardíaco ficou reduzido em 75% naqueles que usaram regularmente as três vitaminas e tiveram uma alimentação baseada em grãos integrais.

Assim, podemos perceber que, além da ingestão de vitaminas do complexo B, a homocisteína está também muito ligada à dieta. Estatísticas mostram que o Japão é o país com menor índice de mortes por doenças do coração, enquanto os Estados Unidos têm um dos índices mais altos.

O poderoso complexo vitamínico B

Deficiências de vitamina B6, vitamina B9 e vitamina B12, particularmente em idosos, têm sido associadas a uma ampla gama de distúrbios e anormalidades mentais, incluindo depressão, irritabilidade, confusão e convulsões.

- **Vitamina B6**. A deficiência de vitamina B6 causa irritabilidade, convulsões, confusão e depressão em bebês e adultos.
- **Vitamina B9**. Pesquisas recentes demonstraram a deficiência de vitamina B9 em cerca de um terço dos pacientes com distúrbios psiquiátricos agudos. Curiosamente, o tratamento com vitamina B9 (ácido metiltetraidrofólico) diminuiu os sintomas esquizofrênicos e depressivos.
- **Vitamina B12**. A deficiência de vitamina B12 em idosos causa uma variedade de sintomas neurológicos e psiquiátricos, incluindo sensações anormais, confusão mental, perda de memória, marcha insegura, fraqueza e depressão.

Avanços recentes no entendimento do funcionamento do cérebro trouxeram explicações de como a homocisteína pode causar ampla variedade de anormalidades na função cerebral e nervosa. Quando animais recebem a injeção de grandes doses de homocisteína, entram em convulsão, e algumas crianças com homocistinúria também sofrem convulsões.

Além das vitaminas B6, B9 e B12, é aconselhável tomar vitamina E, vitamina C, oligoelementos e minerais agregados balanceados para a prevenção de doenças cardíacas.

Os males da homocisteína

O elevado nível de colesterol passou a ser o inimigo número um da saúde há certo tempo. Mas um fato que realmente intrigava os pesquisadores era que, se ele é realmente o grande vilão, como explicar a ocorrência de infartos em pessoas com colesterol absolutamente normal? A resposta encontrada foi: a homocisteína.

Devido ao esgotamento do solo, a industrialização excessiva dos alimentos e ao consumo de alimentos pobres em substâncias vitamínicas – como os grãos refinados –, nosso organismo passa a acumular homocisteína. Como exemplo, podemos citar o arroz branco, que passa por um processo de branqueamento com parafina e talco, chegando à nossa mesa desfalcado dessas vitaminas, pois tanto ele como o trigo integral são nossas maiores fontes de vitamina B.

É a homocisteína, e não o colesterol, a substância que inicia as lesões vasculares que levam ao infarto. Ainda mais grave, a homocisteína acelera a oxidação do mau colesterol, o LDL, aumentando ainda mais os danos vasculares e até mesmo os riscos de arterioesclerose.

A seguir, veremos algumas das doenças que podem ser causadas pela homocisteína.

Danos cerebrais

A homocisteína em excesso no sangue ajuda a obstruir e destruir os vasos sanguíneos, podendo danificar a acuidade mental e o humor por meio de um efeito tóxico direto sobre as células cerebrais.

Os altos níveis de homocisteína são os responsáveis pelo declínio de habilidades intelectuais. Estudos relatam que, em um teste de competência mental, homens de meia-idade e idosos com as maiores concentrações de homocisteína no sangue tiveram exatamente o mesmo desempenho de pacientes nos estágios iniciais do mal de Alzheimer.

Nesse cenário, é importante alertar que um alto índice de doença cerebrovascular, cerca de 40%, parece estar associado a altos níveis de homocisteína, que provocam não apenas problemas de memória, concentração, capacidade de raciocínio, e também de humor. Em um grupo de deprimidos composto por pessoas de várias faixas etárias, de jovens a idosos, revelou-se que, quanto maiores os níveis de homocisteína, menores as notas em testes de acuidade mental e avaliação do humor. Em um estudo recente de pacientes com depressão, 79% tinham homocisteína elevada e 19% tinham baixos níveis de vitamina B9.

Problemas cardiovasculares

Uma análise de pesquisas médicas realizada em 1992 por pesquisadores suecos revelou que um quarto dos pacientes com doenças cardiovasculares tinha altos níveis sanguíneos de homocisteína.

Angiogramas da artéria carótida (do pescoço), que leva sangue e oxigênio até o coração, revelaram a obstrução ou o fechamento em 85% de um grupo de pacientes com altos níveis de homocisteína que haviam sofrido isquemia transitória (um prelúdio do derrame) ou um pequeno derrame.

Na verdade, níveis altos de homocisteína podem sinalizar o derrame de maneira mais significativa do que o cigarro, a hipertensão arterial ou o colesterol alto. Entre os pacientes que tiveram derrames de todos os tipos – decorrentes de embolia, hemorragia, obstrução ou doença da artéria carótida –, 40% tinham altos níveis de homocisteína.

Um estudo clínico realizado em 1998, no Canadá, oferece a primeira prova de que um tratamento à base de vitamina B pode impedir a evolução da arteriosclerose. Estudos estão sendo realizados com o objetivo de comprovar se pacientes em tratamento da síndrome do túnel do carpo (problema causado pelo uso excessivo do pulso, mão e dedos no osso localizado entre a mão e o antebraço) se beneficiam da redução de homocisteína. Os pacientes receberam grandes doses de B6 (piridoxina) para alívio dos sintomas. A maioria desses pacientes beneficiou-se com o tratamento e também tiveram uma incidência de doenças cardíacas muito menor que a esperada.

Além disso, o estudo descobriu que muitos doentes tinham, originalmente, deficiência de vitamina B6 no sangue, o que, para muitos, havia produzido sintomas de doença cardíaca, bem como da síndrome do túnel do carpo.

Os problemas relacionados com gravidez, diabetes ou distúrbios hormonais também estão sendo estudados com o mesmo procedimento.

Fibromialgia

A fibromialgia é, na verdade, um conjunto de distúrbios caracterizado por dor, enrijecimento muscular, além de uma fadiga persistente e debilitante. Um problema estreitamente relacionado com a fibromialgia é conhecido como síndrome da fadiga crônica, cuja causa ainda é desconhecida.

Os pacientes com esses males queixam-se de uma fadiga incapacitante, que dura mais de seis meses, geralmente acompanhada de febre ou calafrios, garganta seca, gânglios linfáticos doloridos, fraqueza muscular, dor de cabeça, dor nas juntas, distúrbios neuropsicológicos e anormalidades do sono.

Um estudo de 1997, feito na Suécia, descobriu que pessoas que sofriam de fibromialgia e de fadiga crônica tinham níveis elevados de homocisteína em seu líquido cérebro-espinhal, líquido que cerca o cérebro. A maioria das pessoas envolvidas no estudo tinha também baixos índices de vitamina B12 naquele líquido, o que possivelmente explicava o nível anormal de homocisteína. Pergunta-se: as três vitaminas (B12, B9 e B6) poderiam ajudar? Com certeza.

A homocisteína e o equilíbrio dos hormônios femininos

Para garantir níveis controlados de homocisteína, os hormônios femininos devem estar bem equilibrados. Na falta desses hormônios, a homocisteína sobe; com esses hormônios em excesso, a vitamina B6 e a vitamina B9 não conseguem mais controlar a homocisteína.

A terapia de reposição hormonal pode trazer benefícios para mulheres com maior predisposição a doenças cardíacas por questões dietéticas, genéticas, provocadas pelo tabagismo e ainda outros fatores de risco.

Atualmente, os problemas vasculares associados à pílula anticoncepcional desapareceram quase por completo, graças à redução significativa da quantidade de estrogênio e progesterona contida nos contraceptivos orais, comparados à época em que eles foram lançados. Contudo, a combinação de tabagismo e pílula anticoncepcional comprovadamente gera um aumento do risco de trombose e embolia. Isso porque o fumo, da mesma forma que os hormônios contraceptivos, prejudica a ação da vitamina B6 e da vitamina B9 no organismo.

Luz acesa mata o coração

A maneira mais obscura de matar suas células endoteliais é o excesso de luz, pois ela estimula a produção de homocisteína. Assim, dormir com a luz acesa, mesmo pouca, mas de maneira contínua (deixando a televisão ligada ou uma luz indireta a noite inteira), gera um alto nível de homocisteína no sangue, o que pode prejudicar o seu coração e acabar gerando doenças cardíacas.

Controlando a homocisteína

A seguir, você encontra algumas dicas práticas e simples para controlar os níveis de homocisteína em seu organismo:

1. Não ingira nenhum alimento pré-embalado contendo óleos parcialmente hidrogenados, gorduras sintéticas. Esses produtos contêm substâncias que aumentam o risco de doenças cardíacas.
2. Tome cuidado com os amendoins mofados, as carnes curadas com nitritos (mortadela e salame, por exemplo), alimentos defumados e muito salgados e alimentos temperados com grandes quantidades de açafrão. Eles contêm elementos naturais que aumentam o risco de câncer.

3. Compre legumes e verduras da época. Esses alimentos contêm maiores quantidades de vitaminas B6 e B9.
4. Não coma nada conservado por irradiação, processo que reduz a quantidade de vitaminas B6 e B9 dos alimentos.
5. Só utilize os remédios "estatina" para baixar o colesterol se, após seis meses tomando suplementos de vitamina B6, B9 e B12, a homocisteína não tiver baixado para os níveis normais. A estatina é uma droga potente e realmente só deve ser tomada depois de outras alternativas terem sido tentadas, já que a medicação aumenta a propensão ao câncer e gera outros efeitos tóxicos. Se você estiver tomando "estatina", vale complementar o tratamento com a coenzima Q10 (75 miligramas por dia).
6. Consuma uma ou duas taças de vinho tinto nas refeições, vários dias por semana. Evite bebidas destiladas como gim, vodca, aguardente e uísque. Limite o consumo de cerveja, devido ao seu alto teor calórico e a seus aditivos químicos.
7. Limite o consumo de café a uma ou duas xícaras por dia. Alterne o café com chá de ervas ou chá verde, que contêm fitoquímicos benéficos e menos teor de cafeína.
8. Use apenas pequenas doses de hormônios contraceptivos durante os anos de reprodução e jamais fume enquanto estiver usando esses medicamentos.
9. Peça para seu médico verificar o funcionamento da sua tireoide, no caso de haver uma elevação da homocisteína do sangue sem motivos aparentes.

10. Hoje, já é possível realizar um exame de sangue que teste a homocisteína – o resultado é em micromoles. (Verifique, na tabela nº 2, no final do livro, o índice normal de homocisteína no sangue, controle com os suplementos.)

Receita

Uma boa receita para reduzir a homocisteína com muito sabor.

Peru recheado com foie gras e geleia de maracujá

Ingredientes

8 filés de peito de peru crus
400 g de patê de foie gras
8 ameixas secas, sem caroços
2 colheres (sopa) de óleo de canola
Sal e pimenta a gosto

Geleia

250 ml de suco de maracujá natural, com sementes
100 g de açúcar
5 g de gelatina branca em folha

Modo de preparo

Tempere os filés com sal e pimenta e recheie-os com o patê de foie gras e as ameixas. Prenda os filés com palitos de madeira. Guarde na geladeira por cerca de 1 hora. Tire da geladeira, espalhe o óleo e leve para assar, por 15 minutos, em forno bem quente (250 °C). Retire e deixe amornar.

Geleia: Ferva o suco com as sementes e o açúcar. Acrescente a gelatina hidratada em água. Deixe amornar (a mistura deve estar líquida) e espalhe no prato.

Montagem

Corte os filés em fatias e arrume-as sobre o prato ou em uma bandeja, com a gelatina de maracujá. Decore com algumas folhas de louro e alecrim, sirva com torradas.
Rendimento: 4 porções
Capacidade antioxidante: 7.160 ORAC.

Vinho

Uma bebida milagrosa

Colocar o vinho no cardápio do dia a dia não só satisfaz ao nosso paladar como faz bem ao coração. Segundo pesquisas, uma de suas moléculas pode ainda combater o câncer e proporcionar longevidade. Agora, novos estudos apontam o resveratrol, uma substância encontrada na uva, como uma aliada contra a homocisteína.

De artigo de luxo, o vinho vem se popularizando, e faz parte das recomendações de muitos cardiologistas. Sou gaúcha e me orgulho em dizer que o Rio Grande do Sul produz vinhos tintos com grande concentração da molécula resveratrol, uma das 200 substâncias polifenólicas encontradas em cada taça, que não apenas beneficiam o coração, mas também combatem o câncer. Os componentes encontrados nos vinhos nacionais, comparados aos de outros países, só perdem para os franceses.

Um detalhe muito importante

As parreiras de uva devem vir de regiões onde elas têm de "sofrer" para captar a água. Só assim conseguirão retirar as substâncias que as enriquecem. No Brasil, os vinhos da região Sul são os mais ricos em resveratrol e nas 200 substâncias polifenólicas, pois as videiras são plantadas em regiões montanhosas.

Os cientistas começaram a desconfiar dos benefícios do vinho para o sistema circulatório ao observar estudos de populações. Ainda nos anos 1950, chamou atenção o fato de que, na França, o povo se empanturrava de comidas gordurosas, mas, mesmo assim, o índice de mortes por doenças cardíacas era menor do que em outros países ocidentais. O mistério foi resolvido quando se percebeu uma diferença fundamental: eles são bebedores contumazes de vinho.

Os benefícios de beber vinho tinto foram discutidos ao longo da última década depois da descoberta do chamado "paradoxo francês". Dezenas de estudos vêm mostrando que o segredo pode ser um copo ou dois de vinho tinto durante as refeições.

Os benefícios do resveratrol

Existe entre 0,03 e 0,15 miligrama de resveratrol em cada 100 gramas de uva. Porém, o vinho tinto tem valores maiores que o suco, graças ao seu processo de fabricação.

Grupos de estudo de vários países se debruçam sobre evidências de que o resveratrol tem diversos efeitos benéficos à saúde. Um deles é que dificulta a agregação de plaquetas, células sanguíneas que correm até determinado local de uma artéria quando nela há uma lesão. Normalmente, as plaquetas se concentram na região danificada com o objetivo de formar um tampão para estancar o sangue. Mas, se um vaso já se encontra mais estreitado em função de um depósito de gordura, isso pode causar uma obstrução fatal. Essas ações da substância do vinho estão comprovadas em trabalhos que mostram o que ocorre nos vasos sanguíneos de quem tem o hábito de bebê-lo.

Outro provável benefício do resveratrol é a ação contra o desenvolvimento de tumores. O primeiro especialista a levantar essa hipótese foi o oncologista John Pezzuto, da Universidade de Illinois, nos Estados Unidos. Em um trabalho de 1997, ele provou que o resveratrol tem uma ação antioxidante e antimutagênica, ou seja, por um lado, evita as moléculas de radicais livres, que podem induzir ao câncer, e, por outro, inibe mutações genéticas que disparam um tumor.

Outras investigações, realizadas por cientistas da Universidade Northeastern Ohio, nos Estados Unidos, sugerem que o resveratrol pode ser um bom remédio contra o herpes, combatendo a inflamação.

Vinho branco e vinho tinto. Dá no mesmo?

Tanto o vinho branco quanto o vinho tinto são benéficos à saúde, mas de maneiras diferentes. O resveratrol não é encontrado no vinho branco. Essa diferença não se deve às uvas em si, mas ao processo de fabricação da bebida. Na elaboração dos tintos, a casca da fruta é fermentada junto com a polpa. E é justamente nela que está concentrado o resveratrol. Na produção dos brancos, a casca é descartada.

No entanto, ao contrário das expectativas iniciais dos estudos sobre o vinho branco em relação ao vinho tinto (já que este tem maior potencial antioxidante), os pesquisadores concluíram que o branco é o único tipo de vinho cujo consumo apresenta significativo efeito para a saúde pulmonar. Os resultados preliminares são uma ótima notícia para os amantes da bebida, que podem ter benefícios surpreendentes.

O vinho branco tem propriedades diuréticas e terapêuticas para o pulmão, se consumido regular e moderadamente.

Os benefícios do vinho tinto

O vinho tinto possui, além do resveratrol, inúmeras substâncias que podem beneficiar a saúde de quem o consome. Entre elas estão os antioxidantes polifenóis, sobretudo as antocianinas, presentes em altíssimo teor. Os antioxidantes ajudam a proteger as células do cérebro dos ataques dos radicais livres, derrames e perda de memória.

O vinho tinto também protege os vasos sanguíneos. O álcool presente nele aumenta o colesterol HDL (o colesterol bom) e reduz ligeiramente o colesterol LDL (o colesterol ruim). Os polifenóis também atuam como agentes anticoagulantes e dilatadores de artérias. Portanto, um copo de vinho por dia, sobretudo junto com as refeições, pode reduzir o acúmulo de plaquetas na carótida e, assim, desencorajar a ocorrência de derrames.

No caso das doenças cancerígenas, quem habitualmente bebe vinho tinto tem 20% menos chance de adquirir a doença.

As pessoas que sofrem dessa doença e tomam vinho moderadamente toleram bem melhor os tratamentos recomendados, como a quimioterapia e a radioterapia.

O consumo moderado do vinho tinto pode ajudar a eliminar do corpo humano um tipo de bactéria há muito tempo suspeita de causar a úlcera péptica. A *Helicobacter pylori* pode cavar buracos na parede do estômago e ser responsável pela maioria das úlceras pépticas. Médicos acham que certas substâncias podem ativá-las ou combatê-las. Um grupo de estudiosos publicou, no *Jornal da Gastroenterologia*, uma pesquisa envolvendo mais de 10 mil pacientes entre 20 e 59 anos de idade, em sete centros de saúde em Bristol, na Inglaterra. Entre 1996 e 1998, os voluntários realizaram testes sobre a *Helicobacter pylori* e relataram os seus hábitos de consumir bebidas alcoólicas (o estudo definia um copo de vinho tinto por dia). Descobriu-se que aqueles que bebem sete copos de vinho por semana têm 17% menos chance de apresentar uma infecção pela bactéria *Helicobacter pylori* do que aqueles que não bebem. Participantes que beberam três a seis copos de vinho por semana mostraram 11% menos risco.

A depressão também pode ser solucionada com o vinho tinto. Foi documentado que as pessoas que tomam vinho têm menos depressão do que as que não o tomam. Uma das questões observadas é que existe uma substância, a tiamina, que se transforma em serotonina, a qual, em maior quantidade, diminui a incidência de depressão.

Outra pesquisa mostrou ainda que, em um grupo de 3.700 mulheres e homens franceses com mais de 65 anos, os que bebiam moderadamente tinham apenas 18% da probabilidade, em relação aos que não bebiam, de sofrer declínio intelectual severo com a idade (demência). Os que tomavam vinho apresentavam também apenas 25% da probabilidade de desenvolver o mal de Alzheimer, em relação ao grupo que não bebia.

E não acaba por aí! A bebida pode também auxiliar no combate à osteoporose. Um trabalho realizado com mulheres de mais de 70 anos revelou que as que tomam, até três vezes por dia, um copo de vinho, ganham massa óssea.

Cientistas ingleses criaram uma tabela de equivalência comparando a ação antioxidante de alimentos e bebidas, isto é, mediram seu poder de combater os famigerados radicais livres. Veja, a seguir, que o mais potente foi, de longe, o vinho tinto:

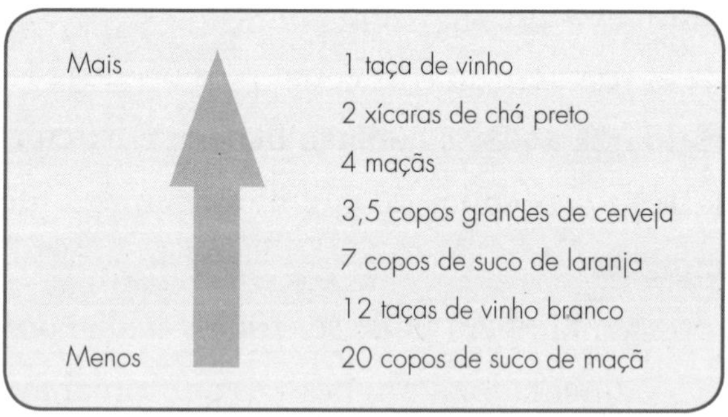

Mas o fato de o vinho tinto oferecer substâncias benéficas à saúde não justifica seu consumo em excesso: o abuso de álcool é particularmente prejudicial ao cérebro e aumenta a probabilidade de derrames. As virtudes terapêuticas do vinho só ocorrem se ele for bebido moderadamente. De forma genérica, é possível dizer que beber moderadamente significa ingerir cerca de 300 mililitros de vinho por dia, para homens, e metade disso para as mulheres.

O consumo de bebida alcoólica é recomendado principalmente durante as refeições, porque é nesse período que o organismo absorve menos álcool. Além disso, a ingestão de alimentos juntamente com o álcool aumenta a absorção dos polifenóis, presentes nos vegetais. Como os polifenóis estão presentes principalmente nas cascas, sementes e folhas, que costumam ser desprezadas pela maioria das pessoas, nada melhor a fazer do que ingeri-los junto com o vinho tinto, bebida em que essas estruturas participam do processo de fabricação. Além disso, os fenóis são solúveis em álcool, o que potencializa a absorção das substâncias do vinho.

É importante destacar também que as boas características dos vinhos, em termos de saúde, estão sempre presentes, independentemente da qualidade da bebida. Desde que seja fabricada com higiene e passe por fermentação, a quantidade de polifenóis será praticamente a mesma de vinhos reconhecidos mundialmente.

Sobre os benefícios proporcionados à aparência física, o vinho tinto também confere à pele uma textura rosada e limpa. Outro dado interessante é que, atualmente, as propriedades do vinho já estão sendo bastante usadas como spas por todo o mundo, utilizando a vinoterapia para tratamentos de pele com óleos essenciais de sementes de uva e banhos de vinho. Outro setor que tem se beneficiado é o das indústrias de cosméticos, que lançam produtos como os cremes desenvolvidos à base de semente de uva, que são fantásticos.

Tratamentos terapêuticos com vinhos já fazem sucesso na França. Les Soucers de Caudalie fica nos arredores de Bordeaux, no sudoeste da França, e atrai muitos turistas do mundo inteiro. Os tratamentos estéticos e de saúde incluem banhos de imersão em barricas de carvalho cheias de vinho e água, com extratos concentrados de polifenóis extraídos da semente e da casca das uvas, mais poderosos do que as vitaminas C e E no combate aos radicais livres. Os polifenóis também aumentam a resistência dos vasos sanguíneos, ativam a circulação do sangue e protegem as fibras que dão elasticidade à pele.

Para emagrecimento e cuidados com a pele, o vinho é o produto mais apropriado para se obter resultados, porque tem fibras vegetais, elimina as gorduras, melhora a articulação, a secreção pancreática responsável pela queima das gorduras, das proteínas e dos carboidratos, além de favorecer a perda de peso. Além disso, o açúcar contido nos vinhos tintos secos equivale à quantidade de calorias da maçã e da pera, ou seja, é pouco calórico.

Vale lembrar que as substâncias benéficas do vinho se mantêm atuantes no organismo por 24 horas. Não adianta beber o vinho tinto só eventualmente; isso deve se tornar um hábito diário.

Uva: alimento funcional ou nutracêutico

Alimentos funcionais ou nutracêuticos são aqueles capazes de promover a saúde reduzindo o risco de doenças. Estudos revelaram que o suco de uvas pretas ou rosadas, a exemplo do vinho, traz muitos benefícios à saúde, por conter poderosos antioxidantes chamados flavonoides, aos quais se atribuem os bons efeitos do vinho sobre o coração. Nesse sentido, o suco de uva é quase tão bom para a saúde quanto o vinho.

Substâncias presentes na uva e seus efeitos

Ácido fenólico
Aumenta a atividade enzimática, favorecendo a absorção de nutrientes, e inibe nitrosaminas, substâncias que podem causar câncer do esôfago.

Bioflavonoides
São antioxidantes (combatem os radicais livres) e inibem os hormônios que provocam câncer.

Catequinas (tanino)
São antioxidantes e podem inibir a formação de placas que podem levar à arteriosclerose.

Quercetina
Inibe a mutação celular, é anticarcinógeno, combate a formação de coágulos e a inflamação.

Tanto o suco de uva quanto o vinho apresentam em sua composição substâncias que agem contra a homocisteína. São eles:

- **Potássio.** O suco de uva é rico em potássio, um sal mineral que reforça as reservas alcalinas do corpo, ao mesmo tempo que estimula o funcionamento dos rins e regula as batidas do coração. O potássio, juntamente com o sódio, regula a quantidade de água no organismo e transporta os nutrientes da corrente sanguínea para dentro da célula.
- **Ferro**. Essencial à vida, produz a hemoglobina, a mioglobina e certas enzimas. O ferro ajuda no crescimento, previne a fadiga e defende o organismo contra doenças. O ferro é um mineral que ajuda a vitamina B a ser mais bem aproveitada pelo organismo.
- **Magnésio.** Tem a prioridade de relaxar nervos e músculos. Conhecido como mineral "antiestresse", ele também influencia no relaxamento dos nervos. Auxilia nosso organismo a aproveitar a vitamina C, o cálcio, o fósforo, o sódio e o potássio de maneira eficiente.
- **Cálcio.** É vital à nossa saúde. A falta de cálcio pode causar a redução na estatura, perda de dentes, dor nas costas, osteoporose, agitação, depressão, hipertensão, insônia e palpitação.
- **Manganês.** Ajuda a nutrir o sistema nervoso e o cérebro, e a regular as funções musculares; é importante para o metabolismo de proteínas e lipídios, para a saúde dos nervos, do sistema imunológico e a normalização do nível de açúcar no sangue.

- **Cobre.** Converte o ferro em hemoglobina e é essencial ao aproveitamento da vitamina C pelo organismo; melhora as respostas imunológicas, a resistência ao estresse e as doenças de caráter crônico e/ ou degenerativas.
- **Fósforo.** É o segundo mineral mais importante no corpo e está relacionado com o desenvolvimento do esqueleto, dos dentes, com as funções renais e características genéticas.
- **Zinco.** Esse mineral é essencial a todos. Ele é, por assim dizer, "a centelha da vida" que mantém o corpo saudável. Auxilia na formação da insulina.
- **Sódio.** Regula e mantém o equilíbrio hídrico no organismo. É fator importante na transmissão dos impulsos nervosos e no relaxamento muscular.

Aminoácidos

Essenciais à saúde, ajudam a formar, recuperar, renovar e prover fontes de energia. Se algum aminoácido essencial estiver deficitário ou ausente, todos os outros vão se tornar deficientes.

- **Ácido glutâmico.** É o "combustível do cérebro".
- **Alanina.** Mantém constantes os níveis de glicose no sangue. É indicada nos casos de hipoglicemia. Importante no aumento da imunidade.
- **Arginina.** Auxilia o sistema imunológico, melhora a fadiga física e mental, promove a baixa de colesterol, inibe o crescimento do câncer e tem ação antiesclerótica.

- **L-glutamina.** Melhora o comportamento de portadores de doenças psíquicas, melhora a capacidade de aprendizagem e de memorização, é usada no tratamento de úlceras gástricas, além de ser importante no tratamento de alcoolismo, fadiga, senilidade e compulsão por doces.

A terapia da perda rápida de medidas com o uso do vinho tinto

A termogênese é um tratamento de impacto que associa técnicas de oligoterapia, vinho e calor. Esse tratamento consiste em provocar uma rápida redução de medidas com a ajuda do vinho, por meio de uma grande eliminação de líquidos naturais, que promoverão a desintoxicação dos tecidos dérmicos. Essa desintoxicação ocorre devido à ativação da circulação linfática. Após a primeira aplicação, percebe-se o grande efeito do tratamento.

A ingestão de 40 gramas de chocolate e uma taça de vinho tinto, ou dois copos de suco de uva antes de começar o tratamento é uma boa prática para promover uma melhor excreção de substâncias tóxicas produzidas durante a oxidação dos alimentos e também para compensar o débito hídrico. O tratamento consiste em dez sessões, ao longo de cinco semanas, em uma frequência de duas sessões por semana.

Você vai precisar de:

- Fita métrica
- Vinho tinto com teor alcoólico de no máximo 11%
- 40 g de chocolate amargo

- Bandagens
- Filme plástico
- Sulfato de magnésio (cristais, compra-se nas farmácias)
- Água quente

Procedimentos:

1. Medir os locais a serem tratados.
2. Tomar uma taça de vinho e comer o chocolate.
3. Limpar a região a ser tratada.
4. Dissolver uma colher (sopa) de sulfato de magnésio em uma mistura de 1 copo de vinho tinto e 2 copos de água quente.
5. Embeber as bandagens na mistura e enrolar no local a ser tratado. Cuidar para que as bandagens fiquem apertadas e bem molhadas.
6. Abafar com o plástico e repousar por 40 minutos.

O sucesso desse tratamento consiste em manter a temperatura do corpo bem quente para provocar a termogênese (termo = calor; gen = gerar), estimulando a tireoide, que por sua vez estimula os hormônios a queimar gordura (pois, com o calor e a massagem, provoca-se uma combustão, queimando gordura localizada e levando à redução das medidas). O processo fisiológico da termogênese permite, assim, que o excesso de calorias se dissipe na forma de calor. Ela ocorre principalmente num tecido adiposo peculiar, muito vascularizado e rico em mitocôndrias, que tem uma coloração acastanhada conhecida como gordura marrom.

Receitas

Delicie-se com estas receitas cheias de alimentos benéficos à saúde... além de deliciosos!

Sangria chique

Ingredientes

1 tangerina em gomos
1 rodela de limão
¼ de maçã ácida
¼ de pêssego
150 ml de suco de uva branca gelado
2 colheres (sopa) de albumina em pó sem sabor
2 pitadas de canela em pó
3 cubos de gelo
3 cachos de uvas pequenas sem sementes
1 colher (sopa) de mel
Suco de um limão

Modo de preparo

Lave as uvas e reserve quatro ou cinco para a decoração. Pique o restante, junte uma colher de mel e bata no liquidificador até ficar cremoso. Coloque em uma taça grande. Descasque e pique os gomos de tangerina e o limão. Descasque a maçã, retire as sementes e corte em pedaços pequenos. Lave o pêssego e corte-o em cubos. Coloque as frutas no liquidificador com metade do suco de uva. Bata por 15 segundos. Adicione a albumina, a canela e o restante do suco. Basta por mais 10

segundos. Coloque os cubos de gelo em uma poncheira e despeje a bebida. Espete as uvas em um pequeno palito para coquetel e coloque-o sobre a borda da poncheira. Sirva em seguida.
Rendimento: 1 porção
Capacidade antioxidante: 3.204 ORAC.

Coquetel de uva

Ingredientes

100 g de kiwi
2 colheres (sopa) de mel
2 colheres (sopa) de suco de limão
3 cubos de gelo
2 colheres (sopa) de albumina em pó sem sabor
150 ml de suco de uva gelado
150 ml de suco de grapefruit gelado
1 ramo de menta para decorar

Modo de preparo

Descasque os kiwis e reserve uma rodela para decoração. Pique o restante em cubos e coloque no liquidificador. Acrescente o suco de limão, o mel e metade do suco de grapefruit. Tampe o liquidificador e bata por 15 segundos. Adicione a albumina, o restante do suco de uva e bata por mais 10 segundos. Coloque o gelo em um copo e despeje a bebida. Faça um corte na rodela de kiwi, decore e sirva com canudinho.
Rendimento: 1 porção
Capacidade antioxidante: 7.455 ORAC.

Bolo de frutas

Ingredientes

150 g de figos em calda
250 g de tâmaras sem sementes
500 g de uvas-passas sem sementes
500 g de ameixas-pretas secas
1 maçã grande
200 g de coco ralado
Farelo de pão integral até dar ponto

Modo de preparo

Pique as frutas bem miúdo, coloque aos poucos em um liquidificador (processador ou máquina de moer carne) e vá triturando (se houver necessidade, pingue um pouco de água fervendo). Conforme for triturando, vá retirando do liquidificador para não virar uma papa. Misture o coco ralado e acrescente o farelo de pão até a massa ficar bem consistente. Coloque em um refratário untado. Deixe na geladeira durante a noite. Corte em fatias e sirva.
Capacidade antioxidante: 16.162 ORAC.

Bolo de uva-passa

Ingredientes

1 xícara (chá) de açúcar mascavo
1 xícara (chá) de água
1 xícara (chá) de uvas-passas sem sementes
⅓ xícara (chá) de óleo de canola
1 ½ xícara (chá) de farinha de trigo integral

cravo, gengibre e canela a gosto

1 colher (chá) de essência de baunilha

1 tablete de fermento biológico

½ colher (chá) de sal

Modo de preparo

Dissolva o fermento em ¼ de xícara de água morna. Ferva o restante da água com o açúcar, as passas e o óleo até que o açúcar se dissolva bem. Misturar a água com açucar com a água com fermento. Acrescente a farinha, o sal, a essência de baunilha, o cravo, o gengibre e a canela. Amasse bem com as mãos. Deixe crescer até dobrar de volume (aproximadamente 30 minutos). Coloque em uma forma untada e leve ao forno. Asse em forno moderado.

Capacidade antioxidante: 7.520 ORAC.

Torta de ameixa e uva-passa

Ingredientes

Massa

1 xícara (chá) de farinha integral

¼ de xícara (chá) de farinha de soja

½ colher (chá) de sal

4 colheres (sopa) de óleo de canola

4 colheres (sopa) de água fria

Recheio

2 xícaras (chá) de ameixas-pretas cozidas e picadas

½ xícara (chá) de uvas-passas sem sementes

2 xícaras (chá) de açúcar mascavo ou mel

½ xícara de nozes picadas
Suco de um limão
1 colher (sopa) de amido de milho
1 xícara (chá) de água

Modo de preparo

Massa: misture a farinha, o sal e o óleo. Acrescente a água, amasse bem e abra com um rolo. Coloque em forma untada e leve para assar em forno quente por aproximadamente 10 minutos, sem dourar.

Recheio: Coloque em uma panela: a ameixa, as uvas-passas, o açúcar, as nozes e o suco de limão. Dissolva o amido de milho na água e derrame na panela. Leve ao fogo até ferver e engrossar (não pare de mexer, senão empelota). Deixe esfriar.

Montagem

Coloque o recheio sobre a massa semicozida. Leve para assar em forno médio.
Capacidade antioxidante: 28.560 ORAC.

Pudim de uva com molho de baunilha

Ingredientes

Pudim

2 xícaras (chá) de suco de uva
1 colher (chá) de suco de limão
½ xícara (chá) de açúcar
3 colheres (sopa) de amido de milho

Molho

1 xícara (chá) de açúcar mascavo

3 gemas
1 xícara (chá) de leite de soja aquecido
1 colher (chá) de baunilha

Modo de preparo
Aqueça o suco de uva com o açúcar e o suco de limão. Dissolva o amido de milho em um pouco de água. Acrescente ao suco quente. Cozinhe, mexendo, até que engrosse. Despeje em um refratário e leve à geladeira até que fique firme. Para o molho, misture o açúcar com as gemas e bata bem. Junte o leite quente e cozinhe em banho-maria por 20 minutos. Junte a baunilha. Leve à geladeira. Na hora de servir, sirva o molho separado.
Capacidade antioxidante: 8.140 ORAC.

Bolo de uva

Ingredientes
500 g de uvas pretas
12 fatias de pão de forma integral
½ xícara (chá) de leite de soja
3 colheres (sopa) de vinho
4 ovos
9 colheres (sopa) de açúcar *light*
5 colheres (sopa) de óleo de canola

Modo de preparo
Lave as uvas e coloque para macerar no vinho. Deixe por cerca de 30 minutos. Retire a casca do pão, pique em uma tigela e junte o leite, deixando amolecer por 20 minutos. Que-

bre os ovos, pondo gemas e claras separadas. Adicione o açúcar às gemas e bata até ficar um creme espumoso. Esprema o pão, eliminando o leite excedente e volte o pão à tigela; acrescente a gema batida com açúcar, mais 4 colheres (sopa) de óleo de canola. Bata com uma colher de pau até conseguir uma massa homogênea. Escorra a uva do vinho e acrescente. Misture com cuidado. Por fim, bata as claras em neve e as misture delicadamente na massa. Despeje em uma forma de bolo inglês, untada e enfarinhada, nivelando bem. Asse em forno médio por 1 hora.

Capacidade antioxidante: 22.170 ORAC.

Rocambole de frutas

Ingredientes

Massa

4 ovos

4 colheres (sopa) de farinha de trigo integral

¼ xícara (chá) de água, 10 colheres (sopa) de açúcar mascavo e suco de uva para molhar a massa

Recheio

½ xícara (chá) de suco de uva

1 xícara (chá) de água

½ maçã descascada e picada

½ pera descascada e picada

2 colheres (sopa) de amido de milho

8 a 10 morangos picados

10 colheres (sopa) de açúcar mascavo

Modo de preparo

Massa: Bata as claras em ponto de neve e acrescente as gemas, uma a uma. Pare de bater e misture a farinha delicadamente. Despeje numa forma retangular grande, previamente untada e polvilhada. Assar em forno pré-aquecido e moderado (180° C) durante aproximadamente 10 minutos.

Recheio: Num recipiente, misture o suco de uva com a água. Coloque metade dessa mistura numa panela, junto com a pera e a maçã. Leve a panela ao fogo e deixe ferver durante 10 minutos, ou até que as frutas amoleçam. Tome o cuidado de não deixar muito tempo, para que elas não desmanchem. Dissolva o amido de milho no restante do líquido e coloque na panela, mexendo ou até engrossar. Desligue o fogo, misture o morango e o açúcar, mexendo bem. Espere esfriar.

Montagem

Retire a massa do forno, desenforme sobre um pano úmido e regue com suco de uva. Coloque o recheio, enrole e sirva.

Capacidade antioxidante: 9.202 ORAC.

Pão integral com uvas-passas

Ingredientes

¼ xícara (chá) de água morna

2 tabletes de fermento biológico

½ xícara de açúcar mascavo

3 colheres (sopa) de óleo de canola

1 colher (chá) de sal

1 xícara (chá) de água fervendo

6 xícaras (chá) de farinha de trigo integral fina
100 g de uvas-passas sem sementes, previamente deixadas de molho em um cálice de vinho, por 30 minutos.

Modo de preparo

Dissolva os tabletes de fermento na água morna. Em uma tigela grande à parte, misture as uvas-passas, o açúcar, o óleo, o sal e a água fervendo. Junte a farinha para formar uma massa macia. Deixe crescer na tigela, por 30 minutos. Coloque a massa em duas formas e deixe crescer até dobrar de tamanho. Asse em forno moderado.
Capacidade antioxidante: 28.300 ORAC.

Fígado ao vinho tinto

Ingredientes

2 ovos
300 g de fígados de aves
2 colheres (sopa) de azeite extravirgem
3 colheres (sopa) de vinho tinto
3 xícaras (chá) de caldo de galinha
150 g de cogumelos
1 colher (sobremesa) de mostarda
1 colher (sopa) de amido de milho
2 dentes de alho picados
Sal, pimenta e suco de limão a gosto

Modo de preparo

Pique os fígados. Doure os dentes de alho em uma colher de azeite. Junte os fígados e doure. Adicione o vinho, regue com o caldo (reserve ½ xícara) e deixe cozinhar em fogo brando por 30 minutos ou até que fiquem macios. À parte, doure os cogumelos cortados em fatias, em uma colher de azeite. Regue com o suco de limão e a mostarda, adicione o caldo reservado misturado com o amido e deixe engrossar um pouco. Junte os cogumelos ao fígado e reserve. Cozinhe os ovos até ficarem duros, descasque-os e corte-os em fatias. Distribua o fígado cozido e enfeite com os ovos.

Capacidade antioxidante: 3.960 ORAC.

Salada de fígado de galinha ao vinagrete de mostarda

Ingredientes

480 g de fígado de galinha

40 ml de vinho do Porto

200 g de salada variada

Sal, pimenta-do-reino, cominho e curry em pó a gosto

Vinagrete de mostarda

½ colher (sopa) de mostarda

½ xícara (chá) de vinho branco

1 xícara (chá) de azeite extravirgem

Modo de preparo

Tempere o fígado com os temperos. Grelhe o fígado e flambe com o vinho. Coloque no centro de um prato uma salada temperada com o vinagrete e guarneça com o fígado.

Capacidade antioxidante: 3.630 ORAC.

Patê de fígado de aves

Ingredientes

150 g de fígado de aves cozido e amassado
1 colher (sopa) de pimentão vermelho, bem picado
½ colher (sopa) de cheiro-verde
½ colher (sobremesa) de cebolinha verde picada
½ dente de alho socado
2 colheres (sopa) de azeite de oliva extravirgem
1 pitada de orégano
2 colheres (chá) de urucum em pó
Sal a gosto

Modo de preparo

Aqueça o alho no azeite, acrescente o fígado, o pimentão, os temperos e misture bem.
Capacidade antioxidante: 1.650 ORAC.

Blueberry

O azul intenso da longevidade

Há pouco tempo introduzido no Brasil e ainda pouco conhecido, o blueberry (também chamado de mirtilo) é um agente natural que promove a saúde e a longevidade. Antes produzido apenas em países frios, ele está sendo cultivado agora em Vacaria, no Rio Grande do Sul.

Essas frutinhas azuis têm alto teor antioxidante – propriedade essencial no combate ao envelhecimento e na prevenção do câncer – e de longe superam as vantagens de outros vegetais já pesquisados, como o repolho, o morango, o espinafre e o brócolis.

Chique e nutritivo, o blueberry previne doenças e apresenta o perfil nutricional ideal: tem baixo teor de gordura, alto índice de fibras e vitamina C e é rico em fitoquímicos, tudo isso por apenas 50 calorias por xícara. Estudos recentes atribuem aos blueberries as seguintes propriedades:

- **antienvelhecimento:** atua na condução da serotonina; uma dieta com blueberries aumenta a coordenação motora e pode reverter a perda progressiva da memória recente;

- **saúde do aparelho urinário:** os blueberries podem prevenir infecções no aparelho urinário;
- **prevenção do câncer:** os componentes fitoterápicos das frutas podem ajudar na prevenção do câncer;
- **saúde da visão:** os blueberries são eficazes no combate à cegueira noturna e na prevenção da vista cansada.

Os blueberries contêm também altos teores de resveratrol, o componente das sementes de uva que confere ao vinho efeitos preventivos contra infartos e males cardíacos.

Essas pequenas frutas têm a cor azul intensa, que atrai riqueza e saúde. De acordo com artigo publicado recentemente pela revista americana *Nature Conservancy*, adicionar blueberries à dieta está no topo da lista das dez resoluções de Ano Novo, para tornar homens e mulheres mais fortes, mais saudáveis e mais ricos.

O cérebro agradece e rejuvenesce

A ingestão de frutas e vegetais com alto teor de antioxidantes pode reverter os danos às células do cérebro, problemas de coordenação motora e perda de memória.

Em um estudo desenvolvido recentemente, foram escolhidos ratos velhos (com idade equivalente entre 65 e 70 anos na escala humana) com déficits cerebrais relacionados à idade, que resultavam em diminuição da memória, coordenação motora e equilíbrio. Durante oito semanas, eles receberam na sua alimentação de 1% a 2% de calorias provenientes de extratos de blueberry processados, em pó. Em todos os ratos que comeram blueberries houve uma reversão radical nos déficits mentais (memória e coordenação motora). Para isso, foi necessário que eles ingerissem o equivalente humano a meia xícara de blueberries por dia.

Receitas

Selecionamos algumas receitas com essa maravilhosa fruta.

Cassata azul

Ingredientes

3 ovos
1 xícara (chá) de fécula de araruta
2 colheres (sopa) de farinha de centeio ou trigo integral
3 peras
2 colheres (sopa) de mel
1 xícara (chá) de tofu
1 xícara (chá) de blueberries lavados e escorridos
1/4 de xícara (chá) de uvas-passas
canela e noz-moscada a gosto

Modo de preparo

Bata as peras com as cascas no liquidificador, sem adicionar água. Na batedeira, bata as claras em neve. Junte as gemas, batendo levemente. Junte a farinha, a araruta, ½ xícara de pera batida e as uvas-passas; bata um pouco mais para incorporar. Unte a forma com 1 colher de mel e salpique bem de farinha. Coloque a massa na forma e leve ao forno pré-aquecido por mais ou menos ½ hora, até corar. Desenforme depois de frio e corte em 3 fatias no sentido horizontal. Bata o restante das peras no liquidificador com 1colher (sopa) de mel, o tofu, a canela e a noz moscada a gosto. Forre uma travessa com papel laminado, deixando sobra suficiente para embrulhar a cassata já montada. Coloque sobre o papel uma fatia da massa assada, 1 camada generosa do creme de peras e um terço dos blueberries. Por cima, a segunda fatia de massa, mais creme e blueberries. Por último, a terceira fatia de massa. Cubra com o creme restante e enfeite com o resto dos blueberries. Embrulhe em papel de alumínio e leve ao congelador, no mínimo por 3 horas, antes de servir.

Capacidade antioxidante: 9.160 ORAC.

Refresco de blueberries

Ingredientes

80 g de blueberries

2 colheres (sopa) de mel

2 colheres (sopa) de suco de tangerina

1 banana

2 colheres (sopa) de albumina em pó sem sabor

125 ml de água mineral com gás

Modo de preparo

Lave as frutas. Coloque-as no liquidificador, adicione o mel e o suco de tangerina, bata por 15 segundos. Adicione a banana em pedaços, a albumina, a água e bata por mais 15 segundos, em velocidade alta. Coloque essa mistura em uma taça previamente resfriada, decore e sirva.

Rendimento: 1 porção

Capacidade antioxidante: 4.471 ORAC.

Coquetel de blueberries

Ingredientes

90 g de blueberries (frescos ou congelados)

2 colheres (sopa) de polpa de uva rubi

2 colheres (sopa) de albumina em pó sem sabor

1 colher (chá) de suco de limão

50 g de Amarula gelado

100 ml de leite de soja gelado

Modo de preparo

Reserve 10 blueberries e coloque o restante no liquidificador, com a polpa de uva, o suco de limão e o Amarula. Bata por 15 segundos. Adicione a albumina, o leite e bata por mais 10 segundos. Coloque a mistura em um copo. Espete os blueberries reservados em um palito para coquetel e decore a borda do copo. Sirva em seguida.

Rendimento: 1 porção

Capacidade antioxidante: 3.580 ORAC.

Shake de blueberries

Ingredientes

80 g de blueberries

2 colheres (sopa) de mel

1 bola de sorvete

100 g pêssegos maduros

2 colheres (sopa) de albumina em pó sem sabor
100 ml de água mineral com gás
Suco de 1 limão

Modo de preparo
Lave os blueberries e reserve quatro ou cinco para a decoração. Pique o restante das frutas, junte 1 colher (sopa) de mel e bata no liquidificador até ficar cremoso. Coloque em uma taça grande. Escalde pêssego, esfrie rapidamente e retire a casca. Tire o caroço e pique-o no liquidificador, acrescentando o suco de limão, a albumina, o restante do mel e metade da água. Bata por 15 segundos, para obter um creme homogêneo. Adicione o restante da água e bata por mais 10 segundos. Sobreponha cuidadosamente a mistura de pêssego ao creme de blueberries. Coloque o sorvete por cima, decore e sirva.
Rendimento: 1 porção
Capacidade antioxidante: 3.658 ORAC.

Patê de fígado com blueberries

Ingredientes
4 colheres (sopa) de azeite extravirgem
4 dentes de alho picados
500 g de fígado de galinha
2 folhas de louro
1 colher (chá) de tomilho
1 colher (chá) de sal
3 colheres (sopa) de molho inglês

1 xícara (chá) de óleo de canola
¾ de xícara (chá) de geleia de blueberries

Modo de preparo

Em uma panela, coloque o óleo e o alho e refogue. Junte o fígado, o louro, o tomilho, o sal e o molho inglês. Tampe e deixe cozinhar por 15 minutos, tomando cuidado para não secar (se necessário acrescente pequenas quantidades de água quente). Retire do fogo e passe tudo pelo processador ou liquidificador até obter uma mistura lisa. Acrescente o azeite e misture bem. Coloque em uma forma de bolo inglês de 9,5 cm x 20,5 cm, forrada com papel-manteiga, untado com óleo. Aperte bem para tomar forma. Leve para gelar por 6 horas ou de um dia para o outro, até ficar bem firme. Desenforme com cuidado e coloque por cima a geleia de blueberries. Sirva com torradas.
Capacidade antioxidante: 11.500 ORAC.

Carne de caranguejo e glucosamina

Excelentes contra osteoartrite

A glucosamina, substância natural encontrada principalmente na carne de caranguejo, é o único agente conhecido capaz de interromper ou reverter uma das doenças mais incapacitantes do ser humano: a osteoartrite, que causa degeneração articular e atinge grande número de pessoas depois de uma certa idade. Não surpreende que as pessoas vítimas desse problema chamem-na de "remédio milagroso" – e ela certamente o é, se comparada com as alternativas oferecidas pela medicina convencional.

Eis o que acontece nessa doença: a matéria lisa, rígida, elástica e gelatinosa que atua como um colchão ou amortecedor em nosso corpo, evitando que as extremidades ósseas nas articulações entrem em atrito, começa a se decompor e não se regenera. A medicina convencional diz que a osteoartrite não pode ser revertida e, geralmente, mesmo interrompida, pode apenas ser tratada com analgésicos poderosos e anti-inflamatórios (para mascarar a dor) ou, como um último recurso, com a substituição cirúrgica da articulação.

Contudo, não é esse o consenso médico em alguns países. Em Portugal, na Espanha e na Itália, por exemplo, a glucosamina tem sido o medicamento escolhido para o tratamento da osteoartrite desde o início da década de 1980. Associada ao uso de outro nutriente – as condroitinas –, ela estimula o crescimento de uma nova cartilagem, interrompendo a progressão da osteoartrite e até mesmo revertendo-a.

Quando ingeridas, as substâncias chegam rapidamente aos alvos adequados – os tecidos conjuntivos e a cartilagem articular –, conforme traçado pelo uso de agentes radioativos. Em outro estudo, 80 pacientes hospitalizados com acessos de osteoartrite (pescoço, espinha lombar ou várias articulações) receberam diariamente 1.500 miligramas de sulfato de glucosamina e, após três semanas, cerca de 20% não sentiam mais dor, inchaço, sensibilidade ou outros sintomas – o que mostra o poder anti-inflamatório da glucosamina.

Mas ela não apenas melhorou a dor. O estudo apresenta provas concretas de que a glucosamina realmente recuperou e reconstruiu a cartilagem danificada – e fez isso em trinta dias! Em outras palavras, ela atacou a causa subjacente da osteoartrite. Pesquisas adicionais com provas radiográficas mostraram que a combinação glucosamina-condroitina realmente estimulou o crescimento de uma nova cartilagem, revertendo a osteoartrite.

Ao usar a glucosamina, algumas pessoas sentem melhora em uma ou duas semanas. Geralmente, essa melhora já deve ser observada em oito semanas. Contudo, é importante entender que, embora o alívio da dor e de outros sintomas possa ser praticamente imediato, para a reconstrução efetiva da cartilagem e o tratamento da causa da doença é necessário mais algum tempo.

Assim, a glucosamina deve ser o remédio preferencial nos casos de osteoartrite, a primeira coisa a ser experimentada. Ela não só alivia a dor, como já apontamos, mas permite até mesmo adiar ou evitar a cirurgia de substituição de articulação.

Pode-se tentar usar a glucosamina para aliviar praticamente todos os tipos de dor ou lesões articulares. Ajuda em qualquer situação que envolva a restauração de cartilagem e articulações, como artrite reumatoide, espondilite anquilosante, problemas do disco invertebral, condromalacia (amolecimento da patela), tendinite, bursite, recuperação pós-cirúrgica de lesão traumática às articulações e tenossinovite. A glucosamina pode também ser terapêutica no reparo de fraturas, rompimentos de tendões e ligamentos.

Interessante apontar que a glucosamina, além de ser encontrada na carne de caranguejo, também é produzida pelas células cartilaginosas do nosso corpo. Sua principal tarefa é estimular a produção de longas cadeias de açúcares, chamados glucosaminoglicanos, que são necessários para a reconstrução da cartilagem.

Dosagens

A dose habitual para artrite e outros distúrbios é de 500 miligramas de sulfato de glucosamina três vezes ao dia ou 1.500 miligramas diários. Essa quantidade tem se mostrado segura para todos os indivíduos e eficaz para a maioria.

A glucosamina deve ser tomada em regime prolongado e parece ser muito segura, podendo ter seu efeito potencializado com 500 miligramas de condroitina.

Receitas

Selecionamos algumas receitas nas quais é possível encontrar a glucosamina.

Caranguejo no bafo

Ingredientes

12 caranguejos

4 limões grandes, cortados em gomos

Modo de preparo

Ferva bastante água num caldeirão grande, colocado sobre fogo forte. Tampe o caldeirão e arrume aos poucos os caranguejos bem lavados. Quando ficarem vermelhos, é sinal de que estão no ponto. Quebra-se a carapaça do caranguejo e come-se a carne com suco de limão.

Rendimento: 4 porções.

Sopa de caranguejo

Ingredientes

1 kg de massa (carne) de caranguejo

1 colher (sopa) de suco de limão

1 vidro de leite de coco

3 colheres (sopa) cheias de azeite de oliva extravirgem

½ xícara (chá) de salsa picada

½ xícara (chá) de cebolinha verde picada

½ xícara (chá) de coentro picado (opcional)

4 dentes de alho picados

500 g de inhame

½ xícara (chá) de azeite de oliva extravirgem
Sal

Modo de preparo

Lave bem a massa de caranguejo em uma peneira. Regue com o suco de limão e deixe temperar por 10 minutos. Esquente o azeite de oliva e doure ligeiramente o alho. Acrescente o caranguejo, o sal, a salsa, a cebolinha e o coentro cortados bem pequenos. Refogue. Separadamente, ferva o leite de coco com 3 colheres (sopa) de azeite, 1 colher (sobremesa) cheia de sal e o inhame. Escorra e passe pelo espremedor. Junte esse purê ao caranguejo, mexa bem e prove o sal. Dê uma fervura rápida. A sopa deve ficar em ponto de creme, e não grossa demais. Acrescente, se for o caso, água quente até obter o ponto desejado. Sirva bem quente, com pedaço de limão.
Rendimento: 6 porções.

Moqueca de caranguejo

Ingredientes

500 gramas de carne de caranguejo
2 dentes de alho
2 colheres (sopa) de urucum
1 colher (café) de pimenta-malagueta picadinha
2 colheres (café) com suco de limão
2 pimentões vermelhos
½ xícara (chá) de azeite de oliva extravirgem
1 vidro de leite de coco
Sal
Coentro

Modo de preparo

Ferva os caranguejos até que fiquem bem vermelhos. Depois, esfregue-os sob água corrente, com uma escovinha dura, e retire a carne. Unte uma panela de barro com uma colher (sopa) de azeite. Arrume o alho e os pimentões vermelhos cortados em tiras com urucum, acrescente o coentro picado miudinho, as malaguetas bem amassadas no suco de limão e regue com bastante azeite. Coloque a carne de caranguejo na panela e regue com o leite de coco temperado com 1 colher (chá) cheia de sal. Ferva em fogo forte. Abaixe para fogo brando e cozinhe por 30 minutos. Sirva com arroz integral.

Rendimento: 4 porções.

Arroz integral

O equilíbrio da mente e do corpo

De todos os alimentos encontrados no mundo, o único que oferece quantidades equilibradas de sódio e potássio – dois elementos de primordial valor para o metabolismo humano – é o arroz integral. Porém, tão importante quanto a presença desse alimento na dieta é a sua mastigação. Se não for triturado adequadamente ou se for deglutido sem ser mastigado, o seu valor nutritivo se anula, pois será eliminado da mesma maneira que foi ingerido.

Na verdade, vale lembrar, é sempre importante mastigar muito bem todo e qualquer tipo de alimento. O ideal é que se mastigue até chegar ao estado líquido ou semilíquido. Como Buda dizia: "comer os líquidos e beber os sólidos". O ponto ideal da mastigação é quando não se sente o alimento passar pela garganta ao engoli-lo. Por isso, é preciso mastigar 50, 60, 70, 100 ou 120 vezes cada porção de alimento que vai à boca.

Qualidades do arroz integral

A ingestão de arroz integral propicia o movimento dos fluidos do corpo e elimina o excesso de líquidos. A famosa dieta de arroz é aconselhada a pessoas que sofrem de pressão alta, aos cardíacos que já sofreram edema, àqueles que têm problemas nos rins nefróticos e também para gestantes.

O grão de arroz, em si, tem pouco sódio (lembrando que o cloreto de sódio, ou sal de cozinha, estimula a retenção de água nos tecidos) e, por isso, é usado nas dietas de emagrecimento e é muito importante na alimentação macrobiótica.

Além disso, o arroz integral é facilmente digerido graças à proteína que permeia todo o grão. A proteína é livre de gliadina e, portanto, não produz reações alérgicas. Durante o cozimento, o arroz forma mucilagem (como a aveia e a cevada), muito útil para combater irritações intestinais. Tem uma ação obstipante, principalmente em bebês.

O arroz integral tem ainda uma ação anabolizante, atuando mais intensamente sobre o sistema metabólico. Quando ele começa sua atuação no metabolismo, tem início a eliminação dos produtos tóxicos e químicos contidos na corrente sanguínea e, concomitantemente, a perda de peso, que pode variar de acordo com o volume de líquidos retidos do organismo. Ainda nessa fase, haverá a mudança parcial ou total dos glóbulos sanguíneos, e então algumas doenças ou distúrbios desaparecerão, como a enxaqueca, a epilepsia, doenças gastrointestinais etc. É a fase indicada como a "cura a curto prazo". Por isso, os indivíduos que apresentem distúrbios orgânicos de origem metabólica devem comer apenas arroz integral.

Dica

O cozimento do arroz integral não deve ser feito em alta temperatura, por isso é indicado que se faça na cafeteira. Deixe o arroz previamente de molho no escuro, durante quatro horas, no mínimo. Coloque o arroz no refratário e a água no reservatório da cafeteira e deixe cozinhar até que o arroz amoleça.

Na tabela a seguir, você encontra uma sugestão para a chamada "dieta do arroz integral". Para pessoas com muita dificuldade de perder peso, deve-se iniciar o tratamento com 7 dias só comendo arroz integral e bebendo água. Como manutenção, pode-se fazer o indicado na tabela.

Dietas do arroz integral: desintoxicação, equilíbrio e emagrecimento

Dias	Arroz	Vegetais	Sopas	Carnes	Saladas/ frutas	Sobremesas	Bebidas
1	10%	30%	10%	30%	15%	5%	Água
2	20%	30%	10%	25%	10%	5%	Água
3	30%	30%	10%	20%	5%	5%	Água
4	40%	30%	10%	20%	–	–	Água
5	50%	30%	10%	10%	–	–	Água
6	60%	25%	10%	5%	–	–	Água
7	70%	20%	10%	–	–	–	Água
8	80%	20%	10%	–	–	–	Água
9	90%	10%	–	–	–	–	Água
10	100%	–	–	–	–	–	Água

Receitas

A seguir, selecionamos algumas receitas interessantes que utilizam o arroz integral.

Arroz doce

Ingredientes

2 xícaras (chá) de arroz integral cru lavado e escorrido
8 xícaras (chá) de extrato de soja
2 ½ xícaras (chá) de açúcar demerara
1 colher (sopa) de sal
3 xícaras (chá) de água
4 colheres (chá) de casca de limão ralada
Canela em pó a gosto

Modo de preparo

Coloque a água e 4 xícaras (chá) de extrato de soja para ferver. Quando estiver fervendo, adicione o arroz. Quando o arroz estiver quase cozido, junte o restante do extrato de soja, o açúcar, o sal e as raspas de limão. Depois de cozido, coloque em um refratário e salpique canela em pó. Sirva morno ou gelado.

Bolinho de arroz e nozes

Ingredientes

2 xícaras (chá) de leite de soja
2 colheres (sopa) de óleo de canola
1 xícara (chá) de nozes picadas
2 xícaras (chá) de arroz integral cozido
Farelo de pão integral levemente torrado até dar ponto
Sal

Modo de preparo

Coloque em uma tigela o arroz, as nozes, o óleo e o leite. Tempere com sal e vá acrescentando o farelo de pão até que fique com uma consistência firme. Unte forminhas com óleo e coloque, com o auxílio de uma colher, a massa. Leve ao forno moderado.

Pão de arroz

Ingredientes

2 xícaras (chá) de farinha de arroz
1 xícara (chá) de farinha branca
2 colheres (sopa) de açúcar mascavo
½ xícara (chá) de azeite de oliva extravirgem
1 colher (chá) de sal marinho
1 tablete de fermento biológico (15 g)
3 ovos
Água

Modo de preparo

Dissolva o fermento em ¼ de copo de água morna. Coloque em uma vasilha funda a farinha de arroz, a farinha branca, o açúcar, o azeite, o sal, o fermento dissolvido, os ovos e vá acrescentando água até ficar uma pasta. Coloque em forma untada. Deixe repousar em lugar aquecido até atingir o dobro do tamanho. Asse em forno moderado por 45 minutos, aproximadamente.
Rendimento: 2 pães

Empadinha

Ingredientes

1 xícara (chá) de farinha de arroz
Sal marinho e gergelim a gosto
2 xícaras (chá) de tofu esfarelado
2 colheres (sopa) de óleo de canola
1 colher (sopa) de água gelada
Recheio de sua preferência (queijo, palmito, cogumelos etc.)

Modo de preparo

Misture bem todos os ingredientes para fazer a massa. Abra diretamente em forminhas individuais untadas. Coloque o recheio e cubra cada uma com um pouco de massa, como se fosse uma tampa. Asse em forno médio, por cerca de 20 minutos. Se quiser, salpique gergelim antes de assá-las.

Pão de farinha de arroz

Ingredientes

1 kg de farinha de arroz
1 colher (chá) de sal marinho
1 pitada de erva-doce
3 ovos
¼ de xícara (chá) de óleo de canola
2 xícaras (chá) de água

Modo de preparo

Ferva a água junto com o óleo, o sal e a erva-doce; junte a farinha de arroz de uma só vez, misture bem. Acrescente os ovos e amasse bem. Faça os pães e asse em forno quente por 35 a 40 minutos.

Mingau digestivo

Ingredientes

1 ½ colher (sopa) de farinha de arroz
Sal marinho
1 colher (sopa) de missô
2 copos de água

Modo de preparo

Coloque na panela a água e a farinha, leve ao fogo e mexa até engrossar. Junte o sal e o missô. A textura pode ser a gosto; se quiser mais mole, junte mais água, se quiser mais tipo pirão, deixe secar mais.

Creme de espinafre

Ingredientes

3 colheres (sopa) de farinha de arroz
4 colheres de (sopa) de extrato de soja
1 maço de espinafre picado
Sal
1 dente de alho picado
2 colheres (sopa) de óleo de canola
2 xícaras de água

Modo de preparo

Doure o alho no óleo, adicione o espinafre, a farinha de arroz e o extrato, diluídos na água. Mexa bem até engrossar. Sirva quente, simples, ou utilize-o no recheio de tortas, panquecas ou lasanhas.

Cenoura e beterraba
A revolução dos mensageiros do cérebro

Algumas das descobertas mais interessantes sobre o funcionamento do cérebro e sobre como os alimentos e suplementos podem influenciar o pensamento e o comportamento vieram das recentes descobertas sobre a atividade dos neurotransmissores. Pode-se dizer que, sem os neurotransmissores, as luzes do cérebro se apagariam. Eles formam o sistema de eletrificação do cérebro. São a essência da memória, da inteligência, da criatividade e do humor.

No final da década de 1970, uma equipe de pesquisadores do Massachusetts Institute of Technology (MIT), liderada pelo dr. Richard Wurtman, conduziu as primeiras pesquisas com o intuito de verificar quais componentes dos alimentos poderiam simular a ação de medicamentos no controle de neurotransmissores, provocando com isso mudanças na atividade do cérebro e no comportamento.

Foi descoberto que a disponibilidade de um nutriente específico pode ditar os níveis e a potência de um transmissor específico. Por exemplo, as células do cérebro precisam de triptofano, um aminoácido presente nos alimentos, para produzir serotonina, o famoso "mensageiro do bom humor".

Observou-se também que as mulheres sintetizam a serotonina no cérebro com metade da velocidade do homem, o que talvez ajude a explicar por que as mulheres são mais propensas à depressão. Os circuitos de serotonina também se enfraquecem com a idade, pois os neurônios perdem os receptores necessários para ativá-la. Assim, se existir em abundância, a serotonina na verdade ajuda a impedir danos cerebrais à medida que envelhecemos! Muitos suplementos de vitaminas, nutrientes e ácidos graxos ajudam a ampliar e regular a atividade da serotonina.

Sabe-se que as pessoas que exercem atividades física e mental diariamente vivem vários anos a mais e mantêm melhor suas habilidades mentais e físicas após os 75 anos, em comparação com as que não exercitam seu cérebro. O mal de Alzheimer tem mais probabilidade de atingir as pessoas com menor grau de instrução e pouca atividade cerebral e física. A ideia é que, exercitando intelectualmente o cérebro desde a infância, estimulamos as células a se expandir em ramos, criando assim milhões de novas conexões – também chamadas de sinapses – entre os neurônios. Isso significa que o estímulo mental contínuo, na verdade, gera mais tecido cerebral, proporcionando-nos melhor memória, o que nos permite pensar mais rapidamente. Significa também que construímos um excedente maior de células cerebrais, ao qual podemos recorrer caso o cérebro tenha problemas com um derrame, lesão ou uma doença degenerativa cerebral, como Alzheimer.

Por isso, não dê aposentadoria para seu cérebro: use-o ou o perca.

Conclusão: os tipos de neurotransmissores que os neurônios produzem e liberam, e seu destino final dentro do cérebro, dependem muito do que ingerimos. Obviamente, isso transforma os alimentos em importantes reguladores cerebrais. Vegetais como a cenoura e a beterraba são alguns deles.

Cenoura

Na cenoura, efetivamente, encontra-se uma grande abundância de compostos salinos: magnésio, ferro, cálcio, potássio, fósforo, arsênico, níquel, cobalto, cobre, iodo, manganês e silício. Um mesmo acúmulo de silício encontra-se nos olhos, nos órgãos dos sentidos e na pele. Processos salinos são necessários também para a formação dos ossos.

Fortificando o cérebro, a cenoura envia forças até os órgãos do metabolismo e interrompe o crescimento de parasitas, tais como os vermes intestinais. Use cenouras cruas se estiver com pele seca, cabelos quebradiços e sem brilho ou se tiver perdido o olfato e o paladar.

Beterraba mais cenoura

Já dizia Rudolf Steiner: "Se vocês sentirem alguma vez que têm a cabeça vazia e que não podem pensar bem, seria bom acrescentarem beterrabas e cenouras ao seu regime durante um certo tempo".

Segundo um estudo realizado em Harvard, que acompanhou 90 mil enfermeiras durante oito anos, as mulheres também reduzem o risco de derrames ingerindo frutas e vegetais – particularmente a cenoura.

Ao consumir pouco menos de uma cenoura por dia, é possível reduzir em surpreendentes 68% as chances de derrame. A ingestão de beterraba também diminui drasticamente as chances de derrame. Um elemento comum no combate aos derrames, presentes nos vegetais, poderia ser o antioxidante betacaroteno, substância que favorece, em particular, o raciocínio. Recentemente também foram descobertas sua atuação sobre os tumores cancerígenos.

Com um pouco de raiz-forte, rabanete ou gengibre, essas duas verdadeiras raízes tornam-se completas, animando o pensamento e a inteligência.

Receitas

Selecionamos algumas receitas deliciosas contendo esses preciosos vegetais.

Pãezinhos de cenoura

Ingredientes

250 g de cenoura cozida
250 g de coco ralado
1 vidro de leite de coco
1 tablete de fermento biológico (15 g)
½ colher (chá) de sal
½ xícara (chá) de óleo
1 ½ xícara de açúcar mascavo
900 g de farinha integral fina
1 ½ xícara de água

Modo de preparo

Coloque o fermento em ½ copo de água morna e reserve. Bata o coco com a água no liquidificador. Acrescente a cenoura e o leite de coco. Despeje em uma vasilha e coloque o óleo, o fermento, o sal e o açúcar. Misture tudo e acrescente a farinha integral, mexendo bem. Vá colocando a farinha branca aos poucos, conforme necessário, para tornar a massa homogênea. Faça pequenas bolinhas e coloque em assadeira untada. Espere crescer (dobrar de volume) e asse em forno baixo. Retire quando estiverem dourados.

Capacidade antioxidante: 1.656 ORAC.

Pão de cenoura recheado

Ingredientes

Massa

2 tabletes de fermento biológico (30g)

½ xícara (chá) de açúcar mascavo

½ xícara (chá) de leite de soja morno

½ xícara (chá) de óleo de canola

2 ovos

2 cenouras (médias) raladas finas

1 ½ xícara (chá) de amido de milho

2 ½ xícaras (chá) de farinha de trigo integral fina

Recheio

1 maçã ralada grossa

½ xícara (chá) de uvas-passas sem sementes

2 colheres (sopa) de açúcar mascavo

Modo de preparo

Dissolva o fermento na metade do açúcar. Junte o leite, o óleo o açúcar restante, os ovos e a cenoura e misture bem. Acrescente o amido de milho e a farinha, aos poucos, amassando bem. Abra sobre a mesa enfarinhada, numa espessura de ½ cm, espalhe o recheio sobre a massa e enrole. Coloque em uma assadeira (média) untada, cubra com um pano limpo e deixe crescer por cerca de 1 hora e meia, em lugar seco. Leve ao forno médio, por 40 minutos.

Capacidade antioxidante: 5.806 ORAC.

Quadradinhos de cenoura

Ingredientes

3 cenouras médias

3 ovos

1 ½ xícara (chá) de açúcar mascavo ou *light*

1 xícara (chá) de farinha de trigo integral fina

1 xícara (chá) de amido de milho

2 colheres (sopa) de fermento em pó

1 ½ xícara (chá) de óleo de canola

1 ½ xícara (chá) de ameixas-pretas aferventadas e picadas

Modo de preparo

Bata no liquidificador os quatro primeiros ingredientes. Acrescente os demais e misture bem. Coloque numa forma retangular (média), untada. Leve ao forno médio por 30 minutos. Deixe esfriar e corte em quadradinhos.

Capacidade antioxidante: 116.435 ORAC.

Cenouras douradas

Ingredientes

1 ½ kg de cenoura
¼ xícara (chá) de água
1 colher (sopa) de mel
1 pitada de sal

Modo de preparo

Rale as cenouras ou corte em rodelas finas. Coloque em uma panela e cubra com os outros ingredientes, deixando em fogo brando até amolecer. Sirva quente ou frio, com seu molho preferido.
Capacidade antioxidante: 15.625 ORAC.

Bolo de cenoura

Ingredientes

Massa
2 ovos inteiros
1 ½ xícara (chá) de açúcar demerara
2 xícaras (chá) de cenouras cruas picadas
1 xícara (chá) de óleo de canola
½ xícara (chá) de amido de milho
1 ½ xícara (chá) de farinha de trigo integral fina
2 colheres (sopa) de fermento em pó
1 xícara (chá) de ameixas-pretas picadas (opcional)
⅓ xícara (chá) de leite de soja
Cobertura
200 g de chocolate meio amargo

2 colheres (sopa) de açúcar *light*
50 g de óleo de canola
⅓ xícara (chá) de leite de soja

Modo de preparo

Bata no liquidificador os ovos, o açúcar, as cenouras, o óleo e o leite de soja. Reserve à parte, misture os ingredientes secos, a ameixa e o amido de milho. Leve para assar em forno a 200 °C entre aproximadamente 30 a 40 minutos. Para a cobertura leve todos os ingredientes a fogo baixo, até dissolver. Cubra o bolo ainda quente.
Capacidade antioxidante: 60.430 ORAC (com cobertura).

Mousse de beterraba

Ingredientes

1 caixa de gelatina *diet* sabor limão
1 xícara (chá) de água fervente
1 xícara (chá) de beterraba cozida, descascada e picada
1 copo de iogurte desnatado
2 colheres (sobremesa) de suco de limão
1 dente de alho amassado
½colher (chá) de sal

Modo de preparo

Dissolva a gelatina na água fervente. Deixe esfriar um pouco, depois bata com os outros ingredientes no liquidificador. Despeje em um refratário e leve à geladeira. Deixe de um dia para outro e desenforme na hora de servir.
Capacidade antioxidante: 2.108 ORAC.

Bolo de beterraba

Ingredientes

4 claras batidas em neve

4 gemas

4 colheres (sopa) de ó1eo de canola

1 ½ xícara (chá) de açúcar

2 xícaras (chá) de farinha de trigo integral fina

1 xícara (chá) de amido de milho

1 colher (sopa) de fermento em pó

1 beterraba grande

1 xícara (chá) de água

Modo de preparo

Descasque a beterraba, corte em pedaços, junte a água e bata no liquidificador. Bata as gemas, o óleo e o açúcar até obter um creme esbranquiçado. Acrescente a farinha, o amido de milho e o fermento peneirados juntos e misture bem. Bata as claras em neve e reserve. Acrescente o suco de beterraba e mexa. Por último, acrescente as claras batidas em neve e mexa lentamente. Despeje numa assadeira untada e polvilhada com farinha. Leve ao forno médio, pré-aquecido, para assar durante 50 minutos.

Sugestão: o bolo pode ser coberto com glacê ou chocolate.

Capacidade antioxidante: 1.930 ORAC.

Patê de beterraba

Ingredientes

2 beterrabas cozidas e descascadas

2 colheres (sopa) de suco de limão

1 colher (café) de noz-moscada
1 xícara (chá) de cheiro-verde picado
1 dente de alho
Sal e pimenta do reino a gosto
½ copo de tofu bem amassado com o garfo

Modo de preparo

Bata todos os ingredientes no liquidificador, coloque em tigelas pequenas. Cubra com filme plástico e conserve em geladeira.
Capacidade antioxidante: 1.895 ORAC.

Carpaccio de beterraba

Ingredientes

2 pimentões vermelhos grandes
Água
Azeite de oliva extravirgem
400 g de tofu
2 beterrabas cozidas
4 fatias de pão de forma integral
1 maço pequeno de tomilho
Sal e pimenta-do-reino a gosto

Modo de preparo

Lave o pimentão, enxugue e coloque numa assadeira. Junte 1 dedo de água e uma gota de azeite e leve ao forno médio, pré-aquecido, por 20 minutos, virando de vez em quando. Retire do forno, espere amornar e elimine a pele, as sementes e a parte branca interna. Em seguida, corte em tiras finas. Corte

o tofu em fatias bem finas. Descasque as beterrabas e corte-as em fatias finas. Distribua numa travessa os legumes e as fatias de tofu, alternando-os. Pique o pão e o tomilho e polvilhe sobre o carpaccio. Tempere com sal, regue com um fio de azeite e leve para gratinar por alguns minutos no *grill* do forno, até que a mistura de pão esteja dourada.
Capacidade antioxidante: 4.848 ORAC.

Pudim de beterraba

Ingredientes

1 beterraba média descascada e picada
1 xícara (chá) de xarope de groselha
2 ½ xícaras (chá) de leite de soja
¾ xícara (chá) de açúcar *light*
½ xícara (chá) de amido de milho

Modo de preparo

Bata a beterraba com o xarope de groselha no liquidificador. Passe em peneira fina. Retorne o caldo ao liquidificador com os demais ingredientes. Bata bem. Coloque em um refratário fundo e leve ao fogo até engrossar. Despeje em uma forma de pudim molhada. Depois de frio, leve para gelar. Desenforme depois de firmar bem. Sirva regado com groselha.
Capacidade antioxidante: 1.632 ORAC.

Yacon

Combate o excesso de açúcar no sangue

O yacon, uma raiz com gosto de pera e aparência de batata-doce, pode ser a próxima arma para combater o excesso de açúcar no sangue. Além de ajudar a emagrecer, baixa o colesterol e é mais gostoso que a batata-inglesa. Porém, ao contrário da batata, só faz bem.

Quem usa o yacon garante que ele funciona. Atualmente, os cientistas estão indo atrás da sabedoria popular e comprovando os efeitos benéficos dessa raiz no controle do diabetes, doença que desequilibra os níveis de açúcar no sangue de cerca de 12 milhões de brasileiros. Apesar de a raiz ser mais saborosa, por enquanto só foi comprovado que o chá das folhas do vegetal controla o diabetes.

Os especialistas ainda não conseguiram descobrir o que faz do yacon um bom alimento para os diabéticos. Suspeita-se que, dentro do organismo, a inulina (substância ativa do yacon) se transforme em uma espécie de gel. No intestino delgado, essa substância gelatinosa é capaz de tornar a absorção da glicose muito mais lenta.

O yacon atua ainda contra a pressão alta e o inchaço; é levemente diurético, baixando sensivelmente a pressão. Ele é capaz, também, de melhorar o trânsito intestinal, e por causa disso pode ser usado contra a prisão de ventre.

Batata × yacon

Alguns estudiosos observaram que, na Europa, o pensamento regrediu a partir do momento em que se instalou o consumo maciço de batatas, que em poucos séculos se espalhou largamente pelo mundo. A batata provoca no homem processos exatamente opostos aos provocados pela cenoura e pela beterraba.

A comunidade dos apreciadores desse tubérculo sofre, ainda hoje, processos físicos e psíquicos bem particulares, que podem ser transmitidos pela hereditariedade. De fato, Rudolf Steiner, pai da antroposofia, estabeleceu um paralelismo entre o consumo de batatas nos últimos séculos e a invasão dos povos europeus pelo materialismo.

A exposição da batata à luz aumenta o conteúdo da substância solanina, que é altamente nociva ao nosso organismo. As batatas novas, que ainda não cresceram e amadureceram, apresentam uma taxa ainda mais elevada de solanina na casca. Por isso, é importante sempre cozinhar a batata sem casca, pois, no processo de cozimento, a solanina se fixa no interior da batata. A exposição à luz nos supermercados, o esverdeamento e a formação de brotos elevam a quantidade de veneno, podendo provocar intoxicações quando ingeridas e também sintomas como febre, diarreia, enjoo, vômitos, dores de cabeça e dos membros, chegando até a ocorrer edema agudo do pulmão e morte.

Ainda segundo Rudolf Steiner, a alimentação baseada na batata retira a energia e impede o organismo de exercer sua ação contra a fermentação, processo contra o qual o corpo humano luta. Quando ingerimos uma grande quantidade de batata, o cérebro tem de se esforçar continuamente para vencer os processos fermentativos. Assim, as partes do mesencéfalo se enfraquecem, prejudicando a formação do pensamento criativo. Por se tratar de um tubérculo, a ingestão de batatas inunda nosso cérebro com suas forças, não deixando a cabeça livre.

A batata gera também fraqueza muscular, podendo até mesmo atingir os órgãos reprodutores. O consumidor de batatas atravessa a vida com o corpo flácido.

Por conta do consumo de batata, as crianças tornam-se sonolentas, dispersas e com a memória fraca. Rudolf Steiner apontou para o fato de que a tuberculose se espalhou pela Europa somente depois da expansão do cultivo da batata, que contribuiu para uma diminuição do cultivo e ingestão de cereais.

Receita

A receita abaixo é uma excelente forma de consumir o yacon; além disso, ele é muito saboroso se apreciado cru.

Pão misto de batata-doce e yacon

Ingredientes

1 xícara (chá) de batata-doce cozida e amassada

1 xícara (chá) de yacon cozido e amassado

3 colheres (sopa) de óleo de canola

2 ½ a 3 xícaras (chá) de farinha de trigo integral

4 colheres (sopa) de melado ou mel

1 tablete de fermento biológico

½ colher (chá) de sal

Modo de preparo

Dissolva o fermento na água morna, acrescente o sal, o óleo, o mel, a batata e o yacon amassados e uma parte da farinha para fazer uma massa esponjosa. Cubra e deixe repousar em lugar aquecido para crescer. Quando a massa ficar leve, acrescente o restante da farinha para fazer uma massa elástica. Cubra e deixe crescer até dobrar o tamanho. Remodele-a e ponha em formas untadas deixando crescer novamente. Asse em forno moderado por 40 minutos.

Capacidade antioxidante: 1.173 ORAC.

Inhame

O purificador do sangue

O inhame (*Colocasia esculenta*) é um vegetal pequeno e cabeludo que brota com fartura em qualquer lugar. É marronzinho por fora e sua pele varia do roxo ao branco. Tubérculo bastante nutritivo originário da Índia, pode ser encontrado em variedades como o inhame-da-china – conhecido como cará –, inhame-de-são-tomé – pouco cultivado – e o inhame-nambu. Suas folhas, assim como a raiz, podem ser consumidas cozidas ou refogadas.

Além das vitaminas A, C e as do complexo B, encontramos nessa raiz considerável índice de hidratos de carbono, além de pequena quantidade de proteínas e gorduras. Entre os minerais, o cálcio, o ferro, o fósforo e o cobre. Este último atua na formação da melanina, responsável pela pigmentação da pele.

O inhame é um dos alimentos medicinais mais fantásticos de que se tem conhecimento. Ele expulsa todas as impurezas do sangue através da pele, dos rins e dos intestinos, e ainda ajuda no tratamento da sífilis. Os médicos orientais também recomendam comer inhame para fortificar os gânglios linfáticos, que são os postos avançados de defesa do sistema imunológico. Outro benefício desse alimento é que ele evita a malária, a dengue e a febre amarela: a presença de inhame no sangue permite uma reação instantânea à invasão do mosquito, neutralizando o agente causador da doença antes que ele se espalhe pelo corpo. Nas mulheres, ele aumenta a fertilidade.

Um produto derivado do inhame selvagem mexicano é a última moda entre as mulheres que buscam uma alternativa para a terapia de reposição hormonal clássica, com o intuito de retardar a menopausa. O tratamento já conta com milhares de adeptas e conquista cada vez mais usuárias. É também a última febre nos Estados Unidos, onde já foi aprovado pela Food and Drug Administration (FDA), órgão regulador do país.

Trata-se de um creme de progesterona, tido como natural quando, na verdade, é resultado de um complicado processo químico que extrai a substância diogesnina do inhame selvagem (*Diascorea villosa*). Sintetizada em laboratório, ela se transforma em progesterona, idêntica à produzida pelo corpo. O princípio ativo da progesterona, sintetizado através dessa substância, é uma réplica do hormônio produzido pelo corpo humano, responsável pelo funcionamento de um sistema reprodutor saudável nas mulheres.

A tese que sustenta o uso do produto é que, a exemplo do estrogênio, os níveis de progesterona começam a cair durante a menopausa, favorecendo a osteoporose e outras condições que marcam uma fase delicada na vida da maior parte das mulheres. Será que o tratamento à base do inhame resgata para a medicina tradicional mais uma solução encontrada em princípios naturais?

No entanto, a novidade do inhame não é tão bombástica. A base de desenvolvimento da pílula anticoncepcional foi feita a partir da progesterona extraída do inhame.

Receitas

Uma maneira muito gostosa de provar o inhame é cozinhá-lo, cortá-lo em fatias e comer quente com mel. Além disso, seguem outras receitas deliciosas.

Vitamina com inhame

(para a acne, psoríase, dermatites e rejuvenescimento)

Ingredientes

1 inhame

1 cenoura

2 ramos de hortelã

1 copo (300 ml) de suco da sua preferência – uva, maçã, tangerina

Modo de preparo

Bata no liquidificador o inhame, a cenoura, os ramos de hortelã e o suco, todos crus.

Rendimento: duas porções.

Nhoque de inhame

Ingredientes

1 kg de inhame cozido

1 xícara (chá) de farinha integral
1 pitada de sal

Modo de preparo
Cozinhe os inhames, descasque, amasse com a farinha e o sal até a massa ficar com a consistência para enrolar (a massa deve ficar leve). Enrole em cordões, corte, ponha para cozinhar, de pouco em pouco, numa panela com água fervendo. Quando os nhoques sobem, significa que estão cozidos.

Pastinha de inhame

Ingredientes
500 g de inhame cozido e amassado
1 beterraba cozida
azeite de oliva extravirgem
½ xícara (chá) de salsinha bem picada
1 colher (sopa) de manjericão bem picado
2 dentes de alho
Sal

Modo de preparo
Coloque a beterraba, o inhame, o alho no liquidificador e bata com um pouquinho de água. Acrescente um fio de azeite, retire do liquidificador e tempere com as ervas e o sal. Misture bem e sirva com torradas integrais.

Maionese de inhame (progesterona natural)

Ingredientes
50 g de inhame cozido e amassado

Azeite de oliva extravirgem
Suco de 1 limão.
Sal
½ xícara (chá) de água

Modo de preparo

Coloque o inhame, a água, o suco de limão e o sal no liquidificador e vá batendo e acrescentando o azeite em fio até ficar na consistência de maionese. Se quiser, tempere com ervas a gosto.

Torta de inhame com abacaxi

(para cuidar dos hormônios)

Ingredientes

1 kg de inhame cozido e amassado
500 g de compota de abacaxi escorrida (reserve a calda)
3 colheres (sopa) de açúcar mascavo

Modo de preparo

Misture o inhame cozido e amassado ao açúcar mascavo e acrescente um pouco da calda do abacaxi até dar liga. Forre uma forma de torta (aro removível) untada com a massa de inhame. Espalhe por cima a compota de abacaxi escorrida. Leve ao forno quente durante meia hora. Se preferir, substitua por outra compota.

Soja

Alimento de hoje e do futuro

Matéria-prima para uma série de derivados altamente nutritivos, a soja já entrou para os hábitos alimentares do mundo todo e promete ser essencial para o futuro da espécie humana.

Ela é o mais antigo vegetal utilizado pelo homem. De origem asiática, já era cultivada na China há cinco mil anos, e seus primeiros grãos foram introduzidos na América em 1765, estendendo suas zonas de cultivo às mais variadas regiões.

Basicamente aproveitada em óleo comestível e na confecção de rações para a alimentação animal, a soja também é utilizada para produzir uma série de saudáveis alimentos tradicionais destinados ao homem, como o leite e o queijo (tofu), derivados que, cada vez mais, ocupam lugar de destaque nas mesas e são responsáveis pelo equilíbrio da alimentação cotidiana.

O tofu, inclusive, vem ganhando popularidade depois que um estudo publicado no *Journal of the American Dietetic Association* relatou a presença de altos níveis de substâncias que podem fortalecer o organismo humano contra o câncer: os fitoestrogênios. A sua capacidade de inibir os cânceres de mama e próstata foi devidamente observada. Os epidemiologistas basearam-se na baixa taxa de incidência de determinados tipos de câncer em alguns países asiáticos, o que sugere que o alto consumo de soja, nessas regiões, possa exercer algum tipo de efeito biológico.

Outro exemplo significativo do poder da soja é que o desenvolvimento da nutrição introduziu a farinha de soja em hospitais e enriqueceu diversos produtos alimentícios para crianças. Em termos comparativos, 140 gramas de farinha de soja são suficientes para cobrir as necessidades proteicas de um adulto, o que equivale a 280 gramas de peixe ou de queijo, mais de 400 gramas de carne, 10 ovos ou ainda mais de 850 gramas de arroz.

Para se ter uma ideia da importância da soja na alimentação do ser humano, basta observar a sua composição: proteínas, fibras alimentares, lipídios e minerais em quantidade duas vezes maior que a da maioria dos cereais.

A soja e as proteínas

As proteínas são conjuntos de aminoácidos. São eles que caracterizam uma proteína e lhe conferem seu valor nutritivo. A alimentação nos oferece proteínas de origem animal (carnes, peixes, crustáceos, ovos, leite, queijos) e de origem vegetal (soja e outras oleaginosas, pão, massas, arroz, legumes secos).

Existem proteínas benéficas e prejudiciais à saúde. Se é possível afirmar que não se pode passar sem proteínas, sabe-se, hoje em dia, que é possível dispensar totalmente as proteínas animais.

Obesidade, alergias e glicemia

No que tange ao diabetes, sabe-se que o consumo de fibras tende a reduzir a absorção de açúcares simples e complexos, resultando daí melhor regulagem do metabolismo de glicídios. Os lipídios da soja também contribuem com vitamina E. Apesar de seu fraco teor em amido, a presença de fibras nos derivados da soja possibilita uma resposta glicêmica mais fraca, sendo assim particularmente importante para diabéticos e obesos.

Vê-se, portanto, que a soja é um valioso manancial de nutrientes, capaz de assegurar duas das grandes metas do homem para o futuro próximo: garantir a subsistência, eliminando a fome, e manter a saúde orgânica.

Receitas

Selecionamos algumas receitas que são uma excelente forma de consumir a soja.

Leite condensado de soja

Ingredientes

1 xícara (chá) de extrato de soja
½ xícara (chá) de água ou leite de soja
1 colher (sopa) de açúcar mascavo
1 colher (café) de essência de baunilha

Modo de preparo

Junte todos os ingredientes no liquidificador, misture bem. Guarde o leite em potes bem fechados, na geladeira. Use-o em qualquer receita, como substituto do leite condensado industrializado. Dica: use no café, como recheio de tortas, nas vitaminas, como cobertura de bolo e nas sobremesas em geral.

Ambrosia de leite de soja

Ingredientes

1 xícara (chá) de leite de soja
1 xícara (chá) de açúcar mascavo
1 colher (sopa) de manteiga
6 gemas
1 canela em pau
5 cravos

Modo de preparo

Em um refratário grande, junte as gemas, a manteiga, o leite, o açúcar, a canela e os cravos. Misture com uma colher de pau e leve ao micro-ondas de 8 a 10 minutos na potência alta. Ao término da operação, tampe e aguarde o tempo de repouso de 5 e 10 minutos para completar o cozimento. Depois, se desejar um doce mais sequinho, programe gradativamente o tempo de cozimento até conseguir a consistência desejada. Sirva gelado.

Salada de soja

Ingredientes

2 xícaras (chá) de soja sem casca cozida
1 pimentão amarelo médio picado
1 pimentão verde médio picado

1 inhame médio cozido e picado em pedaços pequenos
1 lata de atum
1 pimentão vermelho, sem sementes
2 dentes de alho amassados
Cheiro-verde, pimenta, azeite e suco de limão a gosto

Modo de preparo

Misture todos os ingredientes e leve à geladeira. Sirva bem fria.

Empadão de tofu e brócolis

Ingredientes

Massa

3 xícaras (chá) de farinha de trigo integral fina
1 xícara (chá) de maionese de inhame (ver receita na página 115)
1 colher (sopa) de fermento em pó

Recheio

2 xícaras (chá) de proteína de soja granulada (já hidratada)
Sal e pimenta-caiena a gosto
1 dente de alho amassado
1 pimentão vermelho bem picado
4 colheres (sopa) de óleo de canola
2 xícaras (chá) de brócolis cozidos e escorridos
200 g de tofu picado
1 gema

Modo de preparo

Recheio: Refogue em óleo quente a proteína granulada, os temperos, o tofu e os brócolis. Deixe esfriar.

Massa: Misture a maionese com a farinha e o fermento até formar uma massa homogênea. Estenda a massa de modo a forrar o fundo e os lados de uma forma redonda média, de fundo removível. Reserve um pouco da massa para a cobertura. Recheie o empadão, cubra com o restante da massa, pincele com gema e asse por 20 minutos, em temperatura média, em forno pré-aquecido. Sirva quente.

Coenzima Q10

Um antioxidante de elite

Antioxidante poderoso, a coenzima Q10 neutraliza os radicais livres, especialmente os gerados quando as células queimam os alimentos para obter oxigênio e energia. A coenzima Q10 é um agente essencial para a estimulação e o rejuvenescimento do cérebro, ajudando a protegê-lo contra o envelhecimento natural e as graves doenças cerebrais que podem acompanhá-lo. Além disso, ela aumenta o vigor, combate o câncer e é especialmente promissora no tratamento das cardiopatias.

A Q10 possui basicamente dois papéis: é, ao mesmo tempo, a ignição da energia celular e um potente antioxidante. Atua em conjunto com a vitamina E nas partes gordurosas das células, onde há maior possibilidade de danos.

Outra vantagem que torna a Q10 tão poderosa nas células cerebrais é que ela não apenas combate a peroxidação lipídica como também ressuscita a vitamina E, uma forte proteção para as gorduras do cérebro contra a peroxidação.

O espanto dos radicais livres

As células mais vulneráveis ao ataque dos radicais livres são as que precisam de mais energia, isto é, as do cérebro e do coração. A coenzima Q10 facilita o processo da geração de energia (transporte de elétrons) e espanta os radicais livres, que tornam as mitocôndrias defeituosas.

Infelizmente, o envelhecimento rouba Q10 do cérebro, pois, à medida que envelhecemos, a produção dessa coenzima vai gradativamente sendo reduzida. Ao mesmo tempo, a atividade dos radicais livres aumenta, tornando o envelhecimento uma ameaça dupla para os neurônios. Suas mitocôndrias, antes poderosas, jovens e vigorosas, tornam-se cansadas e sem energia. Uma forma de rejuvenescê-las é ingerir Q10, que torna as células cerebrais jovens novamente.

A coenzima Q10 é produzida pelo nosso organismo

A coenzima Q10 é uma substância natural, produzida pelo nosso organismo, e pertence a uma família de compostos chamados quinonas. Quando foi isolada pela primeira vez, em 1957, os cientistas denominaram-na ubiquinonas. Na verdade, a coenzima Q10 encontra-se em todos os seres vivos e está concentrada em muitos alimentos, incluindo os frutos secos e os óleos.

Na última década, ela se tornou um dos mais populares suplementos dietéticos em todo o mundo, sendo utilizada pelos seus defensores para manter a saúde em geral, bem como para tratar doenças cardíacas e inúmeros outros estados graves.

Funções e benefícios da coenzima Q10

A principal função da coenzima Q10 é a de catalisador do metabolismo, complexa cadeia de reações químicas por meio das quais os alimentos são decompostos em energia capaz de ser utilizada pelo organismo. Atuando em conjunto com as enzimas (daí a designação de coenzima), o composto acelera o processo metabólico, fornecendo a energia que as células necessitam para ingerir os alimentos, curar ferimentos, manter a saúde dos músculos e executar inúmeras outras funções orgânicas.

Esse nutriente, que exerce um papel essencial na produção de energia, está presente em todas as células do corpo. Especialmente abundante nas células do coração, ajuda esse órgão a bater mais de cem mil vezes por dia.

A coenzima Q10 pode ainda desempenhar um papel na prevenção do câncer, de ataques cardíacos e de outras doenças associadas aos danos dos radicais livres.

O suplemento pode ainda ser promissor contra o mal de Alzheimer e o de Parkinson, bem como contra a fibromialgia, e pode dar vigor às vítimas da AIDS. Alguns profissionais acreditam que o nutriente ajuda a estabilizar os níveis de açúcar no sangue, no caso do diabetes.

Em alguns estudos, os doentes melhoraram significativamente depois de acrescentarem o suplemento aos seus medicamentos e terapias convencionais. Outras pesquisas revelaram que as pessoas que sofrem de doenças cardiovasculares possuem índices baixos dessa substância no coração e sugerem que a coenzima Q10 pode proteger contra coágulos sanguíneos e baixar a tensão arterial. Parece também ajudar na cura e na diminuição da dor, nas hemorragias das doenças das gengivas e na aceleração da recuperação de cirurgias bucais.

A coenzima Q10 tem gerado muito entusiasmo como possível terapia para os doentes cardíacos, especialmente os que sofrem de insuficiência cardíaca.

Acredita-se ainda que o suplemento possa retardar o envelhecimento, melhorar o desempenho atlético, combater a síndrome da fadiga crônica, aliviar muitas alergias, estimular a imunidade e ajudar a perder peso (pesquisadores falam que a Q10 empresta o seu peso para que você perca o seu – bastam 75 miligramas ao dia, durante as refeições).

A coenzima Q10 pode ser encontrada na forma de cápsulas de gelatina mole, comprimidos ou líquidos que contêm a Q10 em uma base de óleo (de soja ou outro). O nutriente é mais bem absorvido se tomado com alimentos, pois é lipossolúvel. Caso não encontre as oleosas, misture uma cápsula seca com um óleo, que pode ser vitamina E, óleo de prímula ou até mesmo uma colher de chá de azeite de oliva extravirgem.

Receitas

Selecionamos algumas receitas para quem quer estimular a produção da coenzima Q10 pelo organismo.

Mix de morango com abacaxi

Ingredientes

75 g de morango
2 colheres (sopa) de suco de limão
2 colheres (sopa) de mel
2 colheres (sopa) de albumina em pó sem sabor
150 ml de suco de abacaxi gelado

Modo de preparo

Junte os morangos, o suco de limão, o mel e metade do suco de abacaxi no liquidificador. Bata por 10 segundos. Adicione a albumina e o restante do suco de abacaxi, e bata por mais 10 segundos. Coloque essa mistura em um copo alto. Decore com um morango e sirva com canudinho.

Rendimento: 1 porção

Capacidade antioxidante: 3.048 ORAC.

Pão de mel

Ingredientes

2 xícaras (chá) de leite de soja
1 xícara (chá) de açúcar mascavo
1 colher (chá) de canela em pó
½ colher (chá) de cravo em pó
½ xícara (chá) de mel
1 xícara (chá) de chocolate em pó
2 xícaras (chá) de farinha de trigo integral fina
2 colheres (chá) de fermento em pó
1 colher (chá) de bicarbonato de sódio
1 tablete (100 g) de chocolate meio amargo

Modo de preparo

Misture bem o leite com o açúcar mascavo, a canela, o cravo e o mel. Peneire por cima o chocolate em pó e a farinha. Junte o fermento e o bicarbonato e misture tudo muito bem até obter uma massa lisa. Despeje tudo numa assadeira média (22 cm x 33 cm) untada e enfarinhada e leve ao forno médio (180 ° C) por aproximadamente 45 minutos.

Cobertura: Pique o tablete de chocolate meio amargo e distribua-o sobre o pão de mel, assim que sair do forno. Espere até que derreta ligeiramente e, então, alise a cobertura com uma faca ou espátula. Espere o bolo esfriar por completo e corte-o em quadrados.

Capacidade antioxidante: 2.560 ORAC.

Rocambole de pera

Ingredientes

Massa

6 ovos

6 colheres (sopa) de açúcar *light*

4 colheres (sopa) de chocolate em pó

6 colheres (sopa) de farinha de trigo integral

20 g de açúcar *light* para polvilhar

Recheio

3 peras descascadas

2 colheres (sopa) de açúcar *light*

1 pacote de pó para pudim sabor chocolate e avelã, preparado conforme indicado na caixa

Modo de preparo

Massa: Bata na batedeira as gemas com açúcar e o chocolate em pó. Desligue e junte a farinha peneirada. Acrescente as claras batidas em neve e misture delicadamente. Forre uma assadeira retangular com papel-manteiga, unte e polvilhe com farinha. Despeje a massa, leve-a ao forno médio-alto (200 °C) e deixe assar por 30 minutos aproximadamente. Tire do forno e desenforme sobre um pano polvilhado com açúcar. Enrole e deixe esfriar.

Recheio: Cozinhe as peras em 2 xícaras (chá) de água com 2 colheres (sopa) de açúcar, até ficarem macias. Deixe esfriar, corte-as em fatias grossas e reserve.

Montagem

Desenrole a massa do rocambole. Espalhe o pudim preparado e, por cima, as fatias das peras; enrole novamente, fechando o rocambole. Sirva com açúcar polvilhado.

Capacidade antioxidante: 1.245 ORAC.

Milk-shake de fibras

Ingredientes

1 ½ copo (300 ml) de água

2 colheres (sopa) de leite de soja

1 colher (sopa) de farelo de arroz

1 colher (sopa) de sementes de linhaça

2 frutas (escolher entre 1 banana, 1 pera, 1 maçã ou 2 fatias de melancia ou de abacaxi)

Modo de preparo

Bata tudo no liquidificador. Substitua o café da manhã por dois copos dessa mistura. Não tome se seu intestino for sensível.

Capacidade antioxidante: 1.930 ORAC.

Leite de castanha

Ingredientes

1 litro de água

1 copo (300 ml) de castanha (do-pará ou de-caju) crua
1 ½ colher (sopa) de sementes de erva-doce
1 pitada de sal
Mel a gosto

Modo de preparo

Coloque a água no fogo. Ao começar a ferver, coloque a metade no liquidificador e bata com as castanhas. A outra metade deve ficar fervendo com a erva-doce. Após bater bem as castanhas, passe em uma peneira para retirar os resíduos. Coloque um pouco da água que ficou fervendo sobre os resíduos, para que possa retirar todo o leite. Quando terminar, bata esse leite com o mel, o sal e o restante de água com erva-doce. Coe novamente.

Bolo de frutas e nozes

Ingredientes

½ xícara (chá) de manteiga
1 xícara (chá) de açúcar mascavo
½ colher (chá) de essência de baunilha
½ colher (chá) de sal
1 xícara de maçã cozida e amassada ainda quente
2 xícaras (chá) de farinha integral
2 colheres (sopa) de fermento biológico
1 xícara (chá) de cada uma das seguintes frutas picadas: cereja, uvas-passas sem sementes, ameixas-pretas secas e nozes

Modo de preparo

Misture o fermento com meio copo de água morna e reserve. Coloque a manteiga, o açúcar, a maçã, o sal e a essên-

cia de baunilha em uma vasilha grande e funda. Acrescente a metade da farinha, o fermento dissolvido, misture. Junte o restante da farinha, as frutas e as nozes (pode substituir por castanhas). Misture delicadamente. Asse no forno em temperatura moderada.
Capacidade antioxidante: 85.344 ORAC.

A sinergia dos alimentos

As vitaminas que combatem a homocisteína

Vitamina B12 (cianocobalamina)

São muitos os males dos quais trata a vitamina B12: bursite, epilepsia, fadiga, hipoglicemia, excesso de peso, insônia, úlcera gástrica, herpeszoster (cobreiro), tuberculose, alcoolismo, alergias, asma e arteriosclerose. Sua falta no organismo provoca: fraqueza nas extremidades dos ombros, sintomas de esquizofrenia, dificuldades de locomoção e expressão, distúrbios menstruais, nervosismo, inflamação e envelhecimento precoce.

A falta de B12 também gera a anemia perniciosa, cujos sintomas são: fadiga, fraqueza, instabilidade, entorpecimento, pontadas nas pernas, dificuldades respiratórias, perda de peso, perda de memória, inflamação da língua, desconfortos abdominais e dores no peito. Pode ocasionar ainda a falta de concentração, por exemplo, na sala de aula. A pessoa não consegue participar de discussões, não consegue acompanhar as ideias debatidas. Sua concentração fica a zero. Cada vez mais, fica impossível compreender ou até mesmo lembrar o que tenha lido. Ela pode se sentir só, insegura e isolada, sinais provavelmente ocasionados por estresse. Doses diárias de B12 podem reverter esse quadro.

Os fatores que a enfraquecem são o álcool, o café, os inseticidas, o envelhecimento, os laxantes, as pílulas soporíferas, o fumo, os medicamentos para pressão alta e a deficiência de vitamina B6 e de sais de ferro e cálcio inorgânicos. Doenças como a tuberculose, o mal de Parkinson, a gota e o colesterol alto também provocam a diminuição de vitamina B12.

Para que você metabolize corretamente a B12, é preciso que haja um fator intrínseco, o qual deve estar presente nas secreções gástricas. Se o seu estômago não produz ácido clorídrico em quantidades suficientes, essa situação já trará complicações para o fator intrínseco. Um bom funcionamento da tireoide pode melhorar a sua absorção.

Além disso, a presença de cálcio também colabora no metabolismo correto da vitamina B12. Após sua absorção, ela é transportada pelo sangue para vários tecidos do corpo humano. As maiores concentrações são encontradas no fígado, nos rins, no coração, no pâncreas, no cérebro, no sangue, na medula e nos testículos.

No que diz respeito às melhores fontes de vitamina B12, os alimentos que a provêm são: farelo de arroz, arroz integral, brotos, cevada, couve, dente-de-leão, girassol, grãos, levedo de cerveja, melancia, nozes, pinha, algas, sementes em geral e trigo.

Por fim, existe ainda outro fator intrínseco, que é a falta de um micronutriente no corpo chamado cobalto. Esse composto químico não está muito presente nos alimentos vegetais; o vegetariano mais radical deve prestar atenção às suas fontes naturais ou compensar com suplementos de cobalto a cada dois ou três meses.

A vitamina B12 previne a senilidade

A deficiência de vitamina B12 se desenvolve muito lentamente, ao longo de muitos anos, e com frequência afeta o cérebro e o sistema nervoso. Os exames de sangue convencionais, muitas vezes, não detectam a deficiência dessa vitamina. A causa, normalmente, não é a alimentação inadequada. Não podemos contar com alimentos ricos em B12 para nos salvar da deficiência, à medida que envelhecemos. O verdadeiro culpado é um fator biológico da vida.

Ao envelhecermos, perdemos a capacidade de absorver vitamina B12 dos alimentos. Esse problema, chamado gastrite atrófica, significa que o estômago segrega progressivamente menos ácido hidroclorídrico, pepsina e fator intrínseco do que na juventude.

Gradativamente, com a carência de B12, a camada externa das fibras nervosas se deteriora, dando origem a anormalidades neurológicas, cujos sintomas são a perda de equilíbrio, fraqueza muscular, incontinência, distúrbios do humor, demência e psicose. Diversas pessoas idosas com problemas de memória e outros distúrbios mentais inexplicados foram diagnosticadas com "senilidade" irreversível ou mal de Alzheimer, quando na verdade a causa era uma deficiência reversível, a falta de vitamina B12 no corpo.

Todas as pessoas com mais de 50 anos devem tomar suplementos de B12 para ajudar a prevenir danos neurológicos, devido às deficiências causadas pela má absorção.

O importante é: quanto mais cedo detectarmos e corrigirmos uma deficiência de B12, maiores são as chances de recuperação total. Se o cérebro for privado de B12 durante um período muito longo, o dano cerebral pode se tornar permanente. Se o idoso desenvolver problemas neuropsiquiátricos sem explicação, desconfie sempre da deficiência de vitamina B12.

Vitamina B6 (piridoxina)

Entre as doenças que essa vitamina trata, constam: mal-estar ao despertar, distúrbios musculares e nervosos, alcoolismo, anemia, cálculos renais da bexiga e da vesícula, arteriosclerose, cistite, distúrbios mentais, retenção de líquidos, desarranjos do período menstrual (tensão pré-menstrual, dores etc.) e problemas na menopausa.

Quando deixamos de ingerir essa vitamina na quantidade adequada ao organismo, sua falta provoca, além dos problemas acima citados, vertigens, irritabilidade, aprendizado deficiente, inchaço, fraqueza, acne, artrite, anemia e convulsões em crianças.

A deficiência da B6 atua diretamente no acúmulo e no aumento do colesterol. Quanto menos B6 possuímos, menos capazes nos tornamos de metabolizar as gorduras que se acumulam no plasma.

Um sinal sutil de falta de vitamina B6 no nosso organismo é quando o adulto não consegue mais se lembrar do que sonhou. Com a adição dessa vitamina, voltamos a lembrar, pela manhã, aquilo que havíamos sonhado na noite anterior. Para lembrar os sonhos, coisa tão normal e correta, comece com 100 miligramas e vá aumentando até finalmente ter uma lembrança dos sonhos. A dose diária, nesse caso, pode chegar a 1.500 miligramas.

A vitamina B6 também aumenta os níveis de lisina em nosso corpo. A lisina é um aminoácido essencial, ótimo para tratar herpes. Convulsões em crianças são também causadas pela falta da vitamina B6 e pelo consumo do leite de vaca (maior causador de convulsões em crianças ou bebês).

Os cálculos biliares também podem ser dissolvidos com a B6, pela elevação dos níveis de magnésio no sangue e nos tecidos. Essa substância provavelmente estimula a síntese da hemoglobina, pigmento vermelho que fixa o oxigênio.

A B6 também é recomendada nos casos de anemia que não são solucionadas com a adição da B12 e do ferro somente. Excelente para as tensões pré-menstruais e mudanças no estado de humor nas mulheres. A pílula anticoncepcional é a maior "ladra" da B6. Por isso, todas as mulheres que fazem uso da pílula precisam fazer uma complementação da B6. Administra-se ainda de 2 a 4 gramas por dia para transtornos diversos, tais como a esquizofrenia e o autismo.

A quantidade de vitamina B6 ingerida deve ser observada com cuidado, pois tanto a deficiência quanto o excesso podem produzir distúrbios neurológicos. Os especialistas sugerem de 10 a 50 miligramas de B6 por dia para manter os níveis de homocisteína baixos.

Mas como e por que essa vitamina funciona tão bem? A razão principal é a afinidade que existe entre ela e o magnésio. É o magnésio que dissolve os cálculos e está muito presente nos alimentos. Porém, a vitamina B6 – que aumenta em várias vezes a utilização do magnésio – se encontra em quantidades muito pequenas na nossa alimentação.

As melhores fontes alimentares da vitamina B6 são: banana, lentilha, farelo de arroz , arroz integral (escuro), sementes de girassol, brócolis, repolho, cereais integrais, melado de cana e gérmen de trigo. Essa vitamina é solúvel em água.

A vitamina B6 melhora nossa vida

Essa vitamina é necessária para a síntese de neurotransmissores, entre eles a serotonina, a dopamina, a norepinefrina, a gaba e a taurina. As pesquisas sugerem que a carência de B6, em particular, provoca menores níveis de serotonina no cérebro, consequentes alterações no humor e, possivelmente, até a depressão severa.

Embora seja importante para o bom funcionamento mental em todas as idades, a vitamina B6 é especialmente necessária para manter intacta a memória dos idosos.

Pesquisadores descobriram que a ação da vitamina B6, no sentido de melhorar a memória, foi mais forte entre homens de meia-idade do que entre os idosos. Em um teste de memória, os homens de meia-idade com níveis mais altos de B6 saíram-se duas vezes melhor do que os mais jovens com menores níveis de B6.

Como a vitamina B6 melhora a memória? Uma das formas é ajudando a reduzir os níveis de homocisteína, um fator no sangue associado a diversos distúrbios mentais, entre eles o declínio intelectual e a demência.

Vitamina B9 (ácido fólico)

Atualmente, os cientistas dizem que um fator sanguíneo chamado homocisteína, um aminoácido, é um dos maiores vilões do declínio mental, da demência vascular e do derrame. Eles sabem também que uma das melhores curas para os altos níveis de homocisteína é a vitamina B9. Na ausência de B9 suficiente, a homocisteína tóxica se acumula no sangue. Um possível resultado disso é o estreitamento e a obstrução da artéria carótida, bem como dos pequenos vasos sanguíneos cerebrais, que transportam oxigênio e glicose até o cérebro.

As vitaminas B6 e B12 também ajudam a suprimir a homocisteína, mas a vitamina B9 é, de longe, a mais eficaz nesse sentido. Portanto, pelo menos 400 microgramas de vitamina B9 por dia, sob a forma de suplemento, são necessárias para eliminar a homocisteína.

Nesse sentido, é necessário fazer um alerta: só uma em cada dez pessoas ingere a quantidade de vitamina B9 necessária para combater os altos níveis de homocisteína.

A vitamina B9 é especialmente importante à medida que envelhecemos. Os baixos níveis de vitamina B9 em idosos com declínio intelectual, exatamente como os baixos níveis de vitamina B12, podem ter sua origem em um problema intestinal relacionado à absorção de vitamina B9. Além disso, foi confirmado que os suplementos de vitamina B9 restauram a memória dos idosos. Altos níveis de vitamina B9 também podem ajudar a afastar a destruição cerebral causada pelo mal de Alzheimer.

Inúmeras pesquisas mostram que o déficit de vitamina B9 é o responsável por diversos problemas psiquiátricos, sérios e brandos, bem como por derrames e pela artrite reumatoide. Se a sua artéria carótida, que transporta sangue e oxigênio até o cérebro, ficar obstruída, um dos principais motivos pode ser a deficiência de vitamina B9. Pessoas com demência e mal de Alzheimer também têm níveis de vitamina B9 anormalmente baixos. Até mesmo pessoas idosas em perfeitas condições de saúde, com carência de vitamina B9, têm pior desempenho em testes de função cognitiva, inclusive em testes de memória.

Dessa maneira, podemos concluir que a vitamina B9 não é um nutriente trivial. Sua carência pode contribuir para diversos distúrbios cerebrais, de pequenas alterações do humor, como irritabilidade, a problemas de raciocínio, esquecimento, depressão severa e demência. Uma dose modesta diária de 400 microgramas e uma dose máxima de 1.000 microgramas em geral bastam para afastar as preocupações.

A importância dessa substância pode ser comprovada por simples exames de sangue, que revelam que entre um quinto e metade das pessoas com queixas psiquiátricas têm baixos níveis de ácido fólico! Esse número aumenta para 80% a 90% em idosos com distúrbios psicológicos.

Pesquisadores alemães da Universidade de Giessen descobriram que homens jovens com alimentação pobre em vitamina B9 sofriam de instabilidade emocional, dificuldade de concentração, introversão incomum, falta de autoconfiança e variações do humor. Oito semanas de doses moderadas de vitamina B9 geraram uma melhora radical.

Muitas pessoas também podem ter o que é descrito como "síndrome da deficiência de vitamina B9", caracterizada por fadiga, depressão branda ou moderada, leves sinais neurológicos e distúrbios gastrointestinais.

Outros benefícios da vitamina B9

Sabe-se também que a vitamina B9 previne a má formação física do feto. A novidade é que ela também parece ser capaz de reduzir as chances de um bebê nascer com síndrome de Down. "É perfeitamente possível, já que a distribuição dos cromossomos pode ser alterada pela falta de nutrientes", afirma o obstetra João Luiz Pinto, da Universidade Estadual de Campinas, em São Paulo.

Por isso, mulheres que desejam ter filhos, especialmente as acima dos 40 anos, devem comer mais alimentos como espinafre, quiabo e feijão-branco. (Uma xícara de espinafre tem metade do que é preciso consumir, por dia, do nutriente.) No entanto, é importante que esses alimentos sejam acrescentados ao cardápio pelo menos dois meses antes da gestação. Depois de grávida, não adianta alterar o cardápio, pois, segundo a opinião médica, a carga genética já está determinada.

E, se você estiver deprimido, talvez tenha carência de vitamina B9. A depressão é a reação mais comum do cérebro aos baixos níveis de vitamina B9. Em geral, quanto maior o déficit dessa vitamina, mais severa a depressão e mais longa a sua duração.

Não se sabe exatamente como a vitamina B9 alivia a depressão, mas sabe-se que a sua deficiência reduz a produção do antidepressivo natural do cérebro, a serotonina. Em quantidades suficientes, a vitamina B9, como era de esperar, aumenta os níveis de serotonina, aliviando a depressão.

A vitamina B9 é ainda excelente para o tratamento do alcoolismo. Esse nutriente está concentrado no fluido espinhal. É imperativo para nervos calmos e pensamento claro.

A chamada síndrome das pernas inquietas, que normalmente acomete as mulheres grávidas, ocorre quando as pernas tremem ou não param de mexer quando elas se sentam. Essas mulheres queixam-se de câibras e sensações inquietantes nas partes baixas das pernas (dos joelhos até os pés). A sensação passa com o movimento ou quando elas começam a caminhar. A deficiência alcança até 60% das mulheres grávidas. O motivo para que as pernas não parem de mexer é porque a vitamina B9 está especialmente concentrada no fluido que se encontra dentro da coluna, ou seja, na medula óssea, a mesa de comando do sistema nervoso, que liga a mensagem entre o cérebro e o resto do corpo.

Outra deficiência muito comum são os problema de pele, como psoríase, hanseníase, ferimentos, queimaduras, acne e abscessos. A vitamina B9 é responsável pela reposição e a construção saudável e normal dos tecidos.

As melhores fontes de vitamina B9 são: brotos, nozes, amêndoas, arroz integral, castanhas, fígado bovino, frutas, folhas verdes cruas.

Vitamina B3 (niacina)

Os males dos quais a vitamina B3 trata são muitos: insônia, depressão, má circulação, colesterol alto, pressão alta, cãibras nas pernas, enxaqueca, tensão, acne, arteriosclerose, diabetes, diarreia, epilepsia e mau hálito.

Ela tem ainda tem um forte efeito sobre o coração. O dr. Edwin Boyle, médico e professor clínico da Universidade de Medicina da Carolina do Sul, nos Estados Unidos, já foi chamado de "maior conhecedor de niacina e doenças do coração da América do Norte". Tratou as doenças do coração durante vinte anos com a ajuda da niacina. Um estudo feito por ele durante cinco anos, com 8.000 homens, revelou que aqueles que tomaram niacina regularmente tinham 25% menos ataques do coração.

A medicina já sabe há muito tempo que a niacina pode ajudar a reduzir o nível de gorduras no sangue, como colesterol e triglicerídeos, que podem entupir as artérias e causar ataques do coração. O dr. Boyle acredita que o fato de as pessoas estarem consumindo 3,8 quilos a 75 quilos de açúcar por ano cause um grande dano à saúde! A partir de 3,8 quilos por ano já começam a aparecer carências de niacina e de cromo nos seres humanos.

Segundo as explicações médicas, as pessoas repõem as energias com calorias vazias, derivadas do açúcar e dos refinados, em vez de usar os cereais integrais equipados com niacina. Além disso, a niacina se destrói muito facilmente através do cozimento, do micro-ondas e durante a lavagem dos alimentos.

O açúcar é quase nada, a não ser sacarose pura. Essa sacarose, isenta de qualquer nutriente, queima muita niacina na digestão, mas sem a repor. O resultado? Uma deficiência ou perda constante de niacina. O maior ladrão de vitamina B3 é o açúcar refinado!

O que acontece quando você toma niacina pura?

Provavelmente, se você ingerir 50 miligramas de niacina pura, nada acontecerá. A partir de 100 miligramas você terá uma reação chamada *flushing* (rubor). O corpo todo da pessoa fica vermelho, parecendo um pimentão – orelhas, pescoço, braços, tronco, pernas. Essa reação dura de 15 a 20 minutos e dá a impressão de que você ficou debaixo de um sol escaldante o dia todo, sem nenhuma proteção.

Essa reação vasodilatadora é altamente desbloqueadora não só de depósitos de gordura e colesterol, mas também de antigas emoções, traumas da infância e outros tantos problemas não resolvidos. Quanto mais niacina você tiver estocada em seu corpo, mais resistência à luz solar você vai ter, isto é, sem se queimar. Quanto mais açúcar e outros ladrões de niacina você consome, menos resistência aos raios do sol você terá. Quanto mais vermelho você fica por causa do sol, menos niacina você tem.

As melhores fontes de vitamina B3 são: amendoim torrado, abacate, farelo de arroz, ervilhas frescas, gérmen de trigo, sementes de girassol, farinha de trigo integral, tâmaras, pêssegos secos, arroz integral, amêndoas, certos tipos de feijões, damascos secos.

A niacina ainda é excelente para as dores articulares: nuca, joelho, ombros, calcanhar etc. É fantástica para os cardíacos, porque reduz o colesterol, junto com a vitamina C e o potássio. Se você se sente muito irritadiço durante o dia, então tome diariamente 50 miligramas de niacina, e o seu bom humor retornará.

Vitamina C e E

Para o coração, as vitaminas C e E são os medicamentos mais eficazes, baratos e seguros que se pode encontrar. Se suas artérias já se encontram estreitas ou parcialmente obstruídas devido ao acúmulo de placas – quase todas as pessoas que chegam à meia-idade já se encontram assim em certo grau e pioram com o envelhecimento –, tome vitaminas C e E.

Se seu colesterol ou a sua pressão arterial estão altos, ou se você já teve um ataque cardíaco, um coágulo, um derrame cerebral, dores no peito devido à angina, ou já se submeteu a cirurgia para desobstrução de uma artéria ou um transplante cardíaco, tome medicamentos para o coração: tome vitaminas C e E.

Existem provas que confirmam que essas vitaminas são capazes de desobstruir as artérias doentes e entupidas para que elas se dilatem normalmente, e o sangue circule para alimentar as células cardíacas. Elas também possuem a enorme capacidade de retardar, interromper e, possivelmente, até reverter a arteriosclerose ou "endurecimento das artérias", devido a sua ação anti-inflamatória e de combate ao colesterol ruim e às outras substâncias responsáveis pela obstrução das artérias. São capazes até mesmo de provocar um impacto direto na função cardíaca. Em algumas pesquisas, as vitaminas foram mais potentes contra cardiopatias do que os medicamentos farmacêuticos.

Muitos médicos dizem que as vitaminas antioxidantes C e E, em especial, cruzaram a linha do preventivo ao terapêutico, pois tornaram-se um novo medicamento para o coração, capaz de salvar muitas pessoas da incapacidade cardíaca e da morte.

A vedete do tratamento cardíaco: a vitamina C

A vitamina C, que por muito tempo foi ofuscada pela vitamina E como protetor cardíaco, surge agora como o astro maior na prevenção às doenças. Novos estudos descobriram que ela tem um papel importante na manutenção das artérias desobstruídas.

Nos últimos anos, os cientistas definiram que a obstrução arterial causada tanto pelo colesterol como pelo acúmulo de placas, que é combatida de forma eficaz pela vitamina C, é apenas um dos fatores que provocam ataques e paradas cardíacas, uma vez que também é igualmente importante a função vascular – a forma como as células que revestem as paredes arteriais relaxam e se contraem. Novas pesquisas mostram que a vitamina C é capaz de corrigir rapidamente anormalidades na função vascular de artérias enfraquecidas, que provocam ataques cardíacos e angina.

A vitamina C também pode diminuir o colesterol LDL (o chamado "colesterol ruim"). Além disso, um grama de vitamina C pode reduzir a pressão arterial, de acordo com estudos do Ministério da Agricultura dos Estados Unidos. Entre as pessoas com hipertensão arterial, uma dose diária de 1.000 miligramas de vitamina C reduziu tanto a pressão sistólica (número maior) quanto a pressão diastólica (número menor) em cerca de 7%.

A principal forma de ação da vitamina E no combate à cardiopatia provavelmente se deve aos seus profundos efeitos no colesterol sérico. Ela não diminui necessariamente o colesterol, mas ajuda a impedir a transformação química do colesterol LDL (oxidação ou rancificação), um processo que possibilita a infiltração do colesterol nas paredes arteriais e, consequentemente, a formação de placas destruidoras.

Os estudos realizados, tanto em animais quanto em seres humanos, mostram de forma coerente que uma dose diária de

400 a 500 gramas de vitamina E inibe significativamente essa propensão do LDL a se tornar tóxico e danificar as artérias.

A vitamina C, em sua ação antioxidante, protege as artérias porque neutraliza o colesterol LDL, mas, como já foi observado, ela também tem uma potente ação vasodilatadora que, provavelmente, é a sua forma principal de combater as cardiopatias. Geralmente, as pesquisas mostram que são necessários entre 500 a 1.000 miligramas diários de vitamina C, e entre 400 µi* e 800 µi de vitamina E diárias para se alcançar um efeito farmacológico nas artérias e no coração.

As vitaminas E e C são algumas das substâncias conhecidas mais seguras, até mesmo em doses bem superiores àquelas necessárias para efeitos terapêuticos. Ao contrário do que se acreditava antigamente, a vitamina C não causa cálculo renal nem provoca outros efeitos colaterais significativos. A vitamina E, porém, pode causar um leve afinamento do sangue, portanto deve-se consultar um médico caso se esteja usando outros medicamentos para o coração, principalmente anticoagulantes.

As vitaminas antioxidantes, como as E e C, estão sendo testadas e usadas no tratamento de várias doenças: câncer, asma, infertilidade, diabetes, artrite, doenças oculares degenerativas e doenças cerebrais degenerativas, como o mal de Parkinson e o de Alzheimer. Em casos de asma, por exemplo, deve-se experimentar uma dose diária de 1.000 a 2.000 miligramas de vitamina C.

---

* Essa é uma unidade de referência internacional.

Vale lembrar, por fim, que a administração de altas doses de vitamina E (1.000 µi diárias) normalizou a glicose em alguns diabéticos.

Gordura trans

A inimiga da saúde pode ser combatida com ômega 3

Alimentos que imaginávamos inofensivos, como bolachas de água e sal, margarina, granola e pipoca de micro-ondas, contêm a chamada gordura trans. Ela é resultante do processo de hidrogenação, que transforma óleos vegetais líquidos (conhecidos como insaturados ou gorduras boas) em cremosos.

Toda gordura que absorve oxigênio na sua preparação é uma gordura trans. São as piores gorduras, capazes de aumentar os níveis de LDL (colesterol ruim) e reduzir os de HDL (colesterol bom), desequilibrando a pressão arterial e aumentando o risco de derrames. Ela também leva mais radicais livres para nosso organismo.

A gordura trans, cuja toxicidade já é conhecida há cerca de 30 anos, é encontrada principalmente em margarinas, biscoitos (praticamente todos, sobretudo os recheados e os wafer), batatinhas fritas, salgadinhos, sorvetes (principalmente os dietéticos). Os alimentos de origem animal, como a carne e o leite, possuem pequenas quantidades dessas gorduras.

Veja um breve histórico das descobertas científicas relacionadas à gordura trans:

- 1994: epidemiologistas da Universidade de Harvard atribuíram ao consumo da gordura hidrogenada até cem mil mortes prematuras por ano nos Estados Unidos.
- 1998: o epidemiologista-chefe da Escola de Medicina de Harvard, Walter Willet, diz que a introdução dos hidrogenados na alimentação foi o maior desastre da história alimentícia nos Estados Unidos. Resultou numa epidemia de obesidade e muitas doenças. Mesmo a conservadora *Harvard Health Letter* refere-se a elas como "o novo inimigo".
- 2001: divulgado um estudo feito com 84 mil enfermeiras, durante 14 anos, no qual ficou confirmado que a principal gordura relacionada ao diabetes e ao aumento do colesterol e dos triglicerídios era a hidrogenada.
- 2002: cientistas americanos fizeram estudos com o objetivo de esclarecer quanto de gordura hidrogenada uma pessoa poderia consumir por dia, sem prejudicar sua saúde. O resultado foi surpreendente: zero.

No Brasil, desde 2006, de acordo com uma resolução da Agência Nacional de Vigilância Sanitária (Anvisa), todos os fabricantes de alimentos industrializados são obrigados a informar no rótulo de seus produtos a quantidade de gordura trans contida neles.

Pirâmide do consumo de gorduras

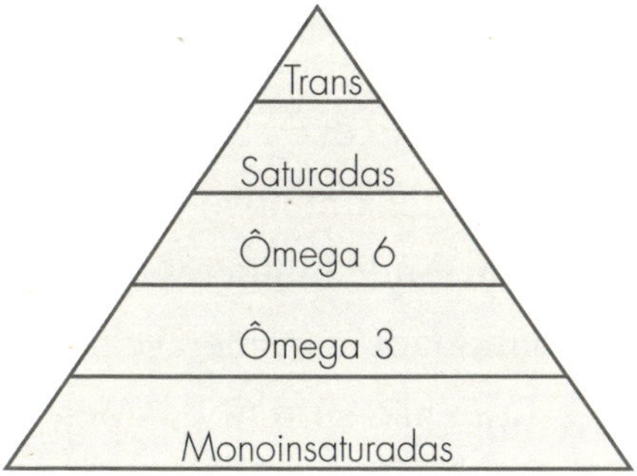

Males relacionados à gordura trans

Cientistas relacionaram o consumo dessa gordura vegetal a doenças metabólicas ou à chamada síndrome metabólica (aumento da cintura abdominal), diabetes tipo 2, infarto, derrame, alterações dos lipídios sanguíneos, hipertensão arterial, obesidade e esteatose hepática (fígado gorduroso). Há relatos da associação de hidrogenados com vários tipos de câncer.

Segundo a Organização Mundial da Saúde (OMS), a ingestão de gorduras trans não deve ultrapassar 1% do total de calorias diárias. Numa dieta de 2.000 calorias, usada como padrão pela Anvisa, isso equivale a 2,2 gramas de gordura trans por dia.

Pesquisadores da Universidade de Harvard acreditam que essas gorduras provocam mais problemas para a saúde feminina do que a gordura saturada. Outros especialistas e organizações, como a American Dietetic Association, argumentam que, embora grandes quantidades de gorduras trans sejam nocivas, a maioria de nós ingere menos de 10 gramas delas diariamente, o que não chega a ser suficiente para nos colocar em risco.

Cerca de 15 mil mulheres morrem prematuramente, todo ano, por doenças cardíacas resultantes da alta ingestão de gorduras trans. Os pesquisadores vêm associando esse tipo de gordura a doenças como diabetes, colesterol elevado, obesidade. Mais recentemente, um novo estudo confirmou essas afirmativas ao descobrir que mulheres com câncer de mama ingeriram uma quantidade consideravelmente maior dessa gordura do que as que não sofrem da doença, o que sugere que ela também está associada ao câncer de mama.

Outras pesquisas mostram, ainda, que pessoas idosas que seguem dietas ricas em ácidos graxos trans têm funcionamento mental inferior e maior perda de memória.

Por isso, não deixe as gorduras trans dominarem as células do seu cérebro. Elas produzem assassinos que estropiam e matam as células dele, ocasionando uma redução na sua capacidade mental. Solução: reduza a ingestão de gorduras trans e coma mais óleo de peixe, rico em ômega 3.

Como se proteger da gordura trans

Mesmo pequenas mudanças podem ajudar a resgatar seu cérebro do desequilíbrio de ácidos graxos. A substituição frequente de carne por peixes gordos, como o salmão ou a sardinha, e a eliminação dos óleos de milho e da maior parte de molhos industrializados para salada – um dos produtos campeões em gorduras trans – restaura o equilíbrio de gordura nas células, inclusive nos neurônios.

É surpreendente descobrir a rapidez com que ingerimos quatro gramas de gordura trans; essa é a quantidade presente em meia colher de sopa de óleo de soja ou milho. Por isso é recomendável a diminuiçao da ingestão de molho de salada, principalmente os feitos com óleo de soja ou de milho. As melhores opções para tempero são o azeite de oliva extra-virgem e o óleo de canola, que não contêm gorduras trans; o óleo de canola também é rico em ômega 3. Existem indícios de que o azeite de oliva extravirgem proteja especificamente o cérebro.

Leia sempre o rótulo dos alimentos industrializados e evite os que contenham óleo ou gordura hidrogenada ou parcialmente hidrogenada. Desconfie dos alimentos sequinhos – aqueles que são fritos, mas não ficam oleosos.

Algumas dicas importantes para você evitar a gordura trans:

1. Vá devagar com a margarina.
2. Óleo de canola e azeite de oliva (extravirgem, prensado a frio) não contêm gordura trans.
3. Pipocas para micro-ondas contêm duas a 3 gramas de gordura trans para cada porção de quatro xícaras. Prefira sempre preparar a pipoca no forno comum, usando uma tigela grande untada com óleo de canola, que também é despejado em pequena quantidade sobre os grãos de milho. Cubra e asse em forno médio até que os grãos estourem.
4. Nos restaurantes, muitas frituras são feitas em óleo vegetal parcialmente hidrogenado. Uma porção de batatas fritas, por exemplo, tem 4 a 6 gramas de gordura trans por batata. Dê preferência a grelhados e assados.

5. Biscoitos tipo *cream cracker* têm de 1 a 2 gramas de gordura trans. Opte por frutas e vegetais na hora dos lanchinhos. Eles não possuem nada de gordura e, de quebra, você terá um adicional de minerais e vitaminas.

O azeite de oliva extravirgem salva a memória

Segundo o pesquisador italiano Anthony Capurso, da Universidade de Bari, a ingestão de azeite de oliva e de outras gorduras monoinsaturadas (como a gordura do abacate e das nozes) ajuda a prevenir a perda de memória e o declínio da função cognitiva associado ao envelhecimento. Entre um grupo de 278 italianos idosos do sul do país, os indivíduos que ingeriam maior quantidade de azeite reduziram em um terço suas chances de perda de memória.

Mais notável ainda é o fato de o azeite de oliva extravirgem (primeira prensada a frio) ter preservado a função cognitiva nos idosos com menor grau de instrução, que são mais propensos à perda de memória associada à idade do que os indivíduos com alto grau de instrução.

A quantidade média consumida foi alta: 3 colheres de sopa de azeite de oliva por dia, pois os italianos usam muito azeite na culinária. Os pesquisadores sugerem que o azeite de oliva, a exemplo do óleo de peixe, ajuda a manter a "integridade estrutural das membranas dos neurônios" e contém antioxidantes que combatem os radicais livres, os quais destroem as células do cérebro.

Além disso, quem não dispensa um bom azeite na salada está fazendo um favor a seu intestino. Provavelmente, porque ele provoca o aumento de uma enzima chamada diaminoxidase, que regula a divisão celular no intestino grosso e bloqueia as células anormais. De 2 a 3 colheres de sopa de azeite dão a dosagem diária de ácidos graxos essenciais. Nos doces, substitua a manteiga. Para adaptar receitas, saiba que 1 xícara de manteiga equivale a ¾ de xícara do óleo.

É importante lembrar que o azeite deve ser sempre da primeira prensada a frio, portanto, extravirgem. O bagaço da azeitona, após a primeira prensada a frio, é fervido para fazer outros óleos e assim, quando a temperatura aumenta a 60 °C, já se formou a gordura saturada (gorduras trans).

Costumo brincar com meus alunos sobre os pastéis vendidos nas feiras livres – gordura ao ar livre queimando oxigênio (radicais livres). Ao comer esses pastéis, eles estarão ingerindo 20 cm^3 de radicais livres, resultando em um grande dano para o cérebro. Em outras palavras, estão emburrecendo.

O milagroso óleo de peixe ômega 3

O tipo específico de ácido graxo encontrado no óleo de peixe é único. É chamado de ômega 3. Ele beneficia o coração, o sangue, as articulações, o cólon e até mesmo o cérebro. É um medicamento único e potente. Os poderes terapêuticos do óleo de peixe são tão amplos que poderiam parecer despropositados. Grandes cientistas do mundo inteiro reconhecem que o óleo de peixe é um mago terapêutico cheio de surpresas.

Alguns alimentos vegetais – óleo de canola, semente de linhaça, nozes – também possuem ômega 3, embora não sejam tão potentes quanto os do óleo de peixe.

O óleo de peixe, ou ômega 3, é de dois tipos:

- EPA: já há muitos anos considerado crucial no tratamento e na prevenção de doenças cardíacas;
- DHA: atualmente reconhecido como importante nas funções cerebrais.

Esses óleos estão presentes em alguns peixes gordurosos, como cavalinha, sardinha, salmão e arenque. O óleo de peixe, que contém quantidades específicas de ácidos graxos ômega 3, também é encontrado em cápsulas de gel, as quais podem ser usadas terapeuticamente.

Sabe-se que excesso de gorduras trans (presentes no óleo de milho, por exemplo) provoca o aumento de substâncias químicas inflamatórias causadoras de dores muito fortes nas articulações, e que inflamam a membrana interna do trato intestinal. O óleo de ômega 3 tende a diminuir essa inflamação e serve como tratamento complementar em um amplo espectro de doenças, como artrite, asma, colite, psoríase e até mesmo doenças arteriais.

O óleo de peixe também estimula a liberação de substâncias químicas que podem influenciar a atividade elétrica no coração, como também acalmar o cérebro, estimulando e aumentando a concentração mental.

Segundo algumas pesquisas, as substâncias químicas cerebrais, como a serotonina, transmitem mensagens adequadas mais facilmente quando a consistência da gordura nas membranas que revestem as células cerebrais é fluida e flexível, tal como no óleo de peixe, e não quando é rígida e endurecida, como na banha de porco e nos óleos saturados.

Suas articulações estão artríticas e doloridas? Você tem colite, uma doença intestinal inflamatória? O seu ritmo cardíaco é anormal, o que o torna vulnerável à morte súbita devido a um ataque cardíaco? Os seus triglicerídeos estão muito altos ou seus vasos sanguíneos estão levemente obstruídos e você tem medo de uma obstrução completa em uma de suas artérias, o que provocaria um ataque cardíaco ou um derrame cerebral? O seu humor ou sua capacidade mental não são dos melhores? Você está um pouco deprimido, irritado e não se concentra tão bem como antes, ou está desconcentrado? Então você precisa de alimentos ou suplementos alimentares ricos em ácidos graxos.

Deixo aqui também os conselhos de John Burgess e Laura Stevens, pesquisadores da Universidade Purdue, nos Estados Unidos:

- Nos distúrbios do déficit de atenção e hiperatividade, é preciso determinar a deficiência de ácidos graxos. Os sinais básicos são sede excessiva, frequência urinária, pele seca, cabelo seco e rebelde como palha, caspa, pequenos caroços rígidos em braços, coxas ou cotovelos.
- Aumente a quantidade de ácidos graxos essenciais. Isso inclui maior ingestão de óleo de canola, óleo de linhaça e, sobretudo, óleo de peixe ômega 3, que é encontrado em salmão, atum, cavalinha e sardinha. Esses ácidos graxos também podem ser aumentados por meio de suplementos em forma de cápsulas gelatinosas.

O óleo de peixe pode ainda reduzir a cardiopatia de outras formas. Na verdade, é praticamente uma cura certa – melhor do que qualquer medicamento conhecido – para as altas taxas de triglicerídeos, um tipo de gordura sérica que pode ser perigosa para as artérias, principalmente quando associada a níveis baixos de HDL, o colesterol bom. O óleo de peixe é provavelmente o "medicamento" mais seguro e eficaz na redução dos triglicerídeos.

Um possível inconveniente é que, geralmente, o óleo de peixe provoca um ligeiro aumento do LDL, o colesterol ruim, o que desestimula a sua recomendação por alguns médicos para reduzir os triglicerídeos. O dr. David G. Harris, do New Jersey Spine Institute, nos Estados Unidos, não considera isso preocupante, mas pesquisadores canadenses descobriram uma solução: o uso combinado de alho.

Em um estudo recente, quando homens receberam 900 miligramas diários de alho em pó ou uma cápsula de alho (contraindicado para quem tem pressão baixa) juntamente com as cápsulas de óleo de peixe, os triglicerídeos foram reduzidos em 34%, enquanto o LDL, em 5%.

A alternativa para diminuir os triglicerídeos e o colesterol é o uso de doses elevadas de niacina (vitamina K). Doses recomendadas seguras são: 500 µi de ômega 3 e 100 miligramas de niacina (vitamina B3). Use a niacinamida para não ter vermelhidão ou coceiras.

E não para por aqui. O óleo ômega 3 é o "remédio" preferencial e natural para o alívio dos sintomas da artrite reumatoide. Mais de uma dezena de estudos bem conduzidos, realizados nos últimos dez anos, mostram que o consumo desse óleo promove o alívio da dor, do inchaço e da rigidez da artrite reumatoide.

As doses necessárias para alívio são razoavelmente altas, de 3.000 a 5.000 miligramas diários de ômega 3, medicadas por quatro vezes ao dia, acompanhadas das vitaminas B6, B9, B12 e B3 (que podem estar juntas em um complexo vitamínico). As doses recomendadas das vitaminas são:

Vitamina	Dose
B3 (niacina)	25 mg
B6 (piridoxina)	100 mg
B9 (ácido fólico)	400 mcg
B12 (cianocobalamina)	25 mg

Além disso, 1.000 µi de ômega 3 três vezes ao dia, durante as refeições.

Coma gorduras de verdade

É necessário fazer um alerta: fiquc longe da "olestra", também chamado poliéster de sacarose. Suas enzimas não conseguem encolher para que possam passar pela parede de seu intestino. Se elas não passam, você não obtém ácidos graxos essenciais.

Por isso, não coma gordura inventadas, coma gorduras de verdade! Não coma nada feito com margarina, óleo hidrogenado ou ácidos transgraxos, ou qualquer produto com os rótulos "olean" ou "olestra". A maioria das cadeias de fast-food (comida rápida) usa a olestra, o veneno. Fique longe delas. Coma queijos não processados. Aquecer, hidrogenar ou manipular as gorduras presentes no queijo alteram a sua qualidade nutricional, o que faz com que não possam ser utilizadas por seu organismo. Leia sempre os rótulos.

A margarina é uma das substâncias mais tóxicas que podem penetrar no seu organismo. O processo de fabricação inclui a reunião de óleos naturais de plantas, que estão sempre na forma líquida, e a reorganização das cadeias químicas para torná-las sólidas à temperatura ambiente, imitando as gorduras saturadas, como a manteiga. Isso é o que dá à margarina uma consistência semelhante à da manteiga – mais ou menos como o vidro se parece com o cristal.

Os óleos poli-insaturados também são altamente instáveis. Isso significa que o aquecimento os transforma ainda mais naqueles perigosos óleos trans. Tente usar, antes de quaisquer outros, os óleos processados a frio. O cozimento em altas temperaturas, como a fritura, danifica a configuração molecular que ocorre naturalmente, porque a transforma na configuração trans. Quanto mais baixa a temperatura, menor o dano.

Assim, tome sempre cuidado com alguns produtos que podem prejudicar seriamente sua saúde: sacarose (açúcar branco refinado), dextrose, polidextrose, xarope de milho (alto teor de frutose), sorbitol, maltodextrina, margarina, óleo hidrogenado e olean (ou olestra).

Por que não usar o óleo de fígado de bacalhau?

Embora alguns afirmem que conseguem aliviar o reumatismo com óleo de fígado de bacalhau, ele não substitui o óleo de peixe ômega 3 no tratamento dessa doença. Como o seu próprio nome indica, ele provém do fígado do peixe e, na verdade, não contém altos níveis do ômega 3 benéfico.

O óleo ômega 3 contido nas cápsulas é retirado do peixe inteiro, e posteriormente é processado para conter determinadas quantidades de ácidos graxos EPA e DHA. Ademais, o excesso de óleo de fígado de bacalhau pode ser perigoso. Exceto quando privado das vitaminas A e D, é muito rico nessas vitaminas lipossolúveis, as quais podem se acumular no organismo e tornar-se tóxicas.

Os dez peixes com maior quantidade de gordura benéfica

Aqui estão os peixes que mais contêm DHA, uma gordura que estimula o cérebro. Quanto mais gordura, mais DHA, ou seja, o ideal é optar por peixes gordos. Os peixes menos gordos, como bacalhau, bagre, pintado, garoupa, hadoque, peixe-espada e os moluscos, contêm pouca quantidade de ômega 3, em média apenas 0,1 a 0,2 grama de DHA em cada 100 gramas.

Os peixes comem algas, que são então convertidas em DHA; comem também uns aos outros, gerando grande quantidade de DHA e EPA e, por isso, são tão ricos em ômega 3. Precisamos de óleo de peixe para desenvolver cérebros fortes e um sistema hormonal equilibrado.

Gramas de DHA em 100 g de peixe cru/lata

Anchova	0,9
Arenque	1,0
Cavalinha	1,4
Salmão	0,8
Sardinha	1,0
Truta	0,5
Atum	0,9
Savelha	0,9

O que são ácidos gordos poli-insaturados?

Os ácidos gordos poli-insaturados são elementos essenciais na nossa dieta e estão contidos nas gorduras que ingerimos. Há dois grupos de ácidos gordos essenciais: os ômega 3 e os ômega 6.

A importante e longa cadeia de ácidos gordos do grupo ômega 3 é rara na dieta, uma vez que são geralmente encontrados em alimentos marítimos. Por outro lado, o grupo ômega 6 é bastante comum nas dietas diárias, vindo dos óleos vegetais.

Óleo de linhaça

Rica em óleo com propriedades terapêuticas, a linhaça é a semente do linho, planta cultivada há mais de sete mil anos. O óleo é usado para prevenir e tratar doenças cardíacas e para aliviar doenças inflamatórias e hormonais, incluindo a esterilidade.

As sementes do linho são fonte de ácidos gordos essenciais, gorduras e óleos fundamentais para a saúde, que o nosso organismo não produz. Um dos ácidos presentes na linhaça, o ácido alfalinolênico, conhecido como ácido gordo ômega 3, está presente em muitos outros óleos de sementes, incluindo a groselha-preta e as nozes.

A linhaça contém ainda ácidos gordos ômega 6 (sob a forma de ácido linolênico), também presentes em muitos óleos vegetais, e linhanos, substâncias que parecem ter efeitos benéficos sobre vários hormônios e que podem auxiliar no combate ao câncer e às bactérias, vírus e fungos.

A linhaça pode ainda ser utilizada para prevenir doenças cardíacas; cuidar da pele, do cabelo e das unhas; reduzir inflamações, casos de esterilidade, impotência, dores menstruais e endometriose; aliviar distúrbios dos nervos; aliviar a prisão de ventre e melhorar as doenças diverticulares.

Esse óleo pode ser encontrado sob a forma de cápsulas comuns, cápsulas de gelatina mole, óleo e pó.

Os ácidos gordos atuam em todo o organismo, protegendo a membrana das células. Essas membranas têm a responsabilidade de deixar entrar os nutrientes úteis e impedir as substâncias nocivas. Essa função das membranas explica por que o óleo de linhaça pode ter efeitos benéficos tão vastos.

O óleo de linhaça faz baixar o colesterol, protegendo assim contra as doenças cardíacas, e pode se revelar útil contra a angina de peito e a hipertensão arterial. Como auxiliar da digestão, pode prevenir, ou mesmo dissolver, cálculos biliares. Além de tudo, pode facilitar a transmissão dos impulsos nervosos, o que o torna potencialmente útil em casos de dormência e formigamento, bem como de problemas cerebrais ou nervosos crônicos, como o mal de Alzheimer.

A linhaça esmagada é uma excelente fonte natural de fibras dietéticas. As sementes aumentam o volume das fezes e o óleo lubrifica-as, tornando a linhaça útil no tratamento da obstipação e dos problemas diverticulares.

Contém também fitoestrogênios, que imitam a ação do hormônio sexual feminino estrogênio. Por isso, o óleo de linhaça pode ser benéfico para o ciclo menstrual. Devido a sua ação anti-inflamatória, ele reduz as dores menstruais.

O óleo de linhaça pode também ser benéfico para o homem no tratamento da esterilidade e dos problemas da próstata. Alguns estudos sugerem que a linhaça tem propriedades antibacterianas, antifúngicas e antivirais, o que poderá explicar, em parte, a eficácia do óleo em casos de doenças como a herpes.

A dosagem a ser ingerida vai desde uma colher de chá a uma colher de sopa, uma a duas vezes ao dia. Para o equivalente a uma colher de sopa, sob a forma de cápsulas, devem ser tomadas cerca de 14 cápsulas com 1.000 miligramas de óleo por unidade. Quanto às fibras, deve-se misturar uma ou duas colheres de sopa de linhaça moída em um copo com água e beber até três vezes ao dia, podendo levar de um a dois dias para obter resultados.

Vale lembrar que o óleo de linhaça estraga-se rapidamente. Assim, para garantir seu frescor, guarde-o na geladeira. Compre o óleo em frascos opacos de plástico ou vidros marrons. Use-o também para temperar saladas e comidas (uma colher = 100 calorias), porém, não o utilize para cozinhar, pois o calor destrói seus componentes.

Uma última dica: um cataplasma de linhaça moída é um tratamento antigo para furúnculos e feridas infectadas.

Receitas

Selecionamos algumas receitas nas quais é possível encontrar ômega 3.

Atum com molho agridoce

Ingredientes

250 g de atum
100 g de cogumelos shiitake cortados em tiras
200 ml de molho shoyu
2 colheres (sopa) de azeite de oliva extravirgem

Molho

250 ml de molho shoyu
100 g de açúcar mascavo
50 ml de vinagre de maçã
250 ml de água
150 ml de saquê (opcional)

Modo de preparo

Primeiro faça o molho, deixando cozinhar todos os seus ingredientes em fogo baixo por trinta minutos. Depois, em uma panela, refogue o shiitake nos 200 ml de molho shoyu por três minutos e coe, reservando apenas os cogumelos. Doure o atum no azeite. Ponha-o em um prato, espalhando os shiitake por cima e o molho agridoce.

Sopa de shiitake

Ingredientes

200 g de cogumelos shiitake frescos
6 xícaras (chá) de água
2 dentes de alho picado
2 colheres (sopa) de azeite de oliva extravirgem
2 colheres (sopa) de molho shoyu
Orégano e pimenta a gosto

Modo de preparo

Remova o cabinho dos cogumelos antes de cozinhá-los no vapor por 15 minutos. Corte-os em quatro pedaços e reserve. Doure o alho no azeite. Junte o shoyu e a água. Espere a mistura ferver para acrescentar o shiitake. Tempere com pimenta-do-reino e orégano. Deixe o caldo fervendo durante 2 minutos. Então, tampe a panela e diminua a chama. Cozinhe por mais 4 minutos e sirva.

Picadinho de peito de peru

Ingredientes

400 g de peito de peru cortado em cubos e temperado a gosto
150 g de cogumelo-do-sol ou cogumelos shiitake, se preferir
1 xícara (chá) de água
2 dentes de alho picados
2 colheres (sopa) de amido de milho diluídas em ½ copo de água
1 colher (sopa) de azeite de oliva extravirgem
Sal e pimenta a gosto

Modo de preparo

Em uma panela, doure o alho no azeite. Acrescente o peru, fritando-o ligeiramente. Junte os demais ingredientes, menos os cogumelos e o amido de milho. Tampe e deixe cozinhando por 40 minutos. Só então junte os cogumelos, fervendo por mais 3 minutos. Finalmente, ponha o amido de milho, para engrossar o molho. Mexa por mais 1 ou 2 minutos e sirva imediatamente.

Salada de cogumelo

Ingredientes

350 g de cogumelos shiitake bem picados, cozidos na água fervente por 3 minutos
1 maço de cheiro-verde picado
½ xícara (chá) de azeite de oliva extravirgem
1 cenoura picada
2 dentes de alho espremidos
1 pé de alface
½ limão espremido

Modo de preparo

Espalhe as folhas de alface em uma travessa rasa. Salpique-as com os cogumelos, o cheiro-verde e a cenoura. Misture o alho, o suco de limão e o azeite, regando a salada com esse molho.

Coma menos e viva mais

Uma verdade para os seres humanos

Quanto menos se come, mais se aumenta o tempo de vida. Em suma, a restrição calórica retarda o processo de envelhecimento em todo organismo.

O cérebro alimentado com quantidades excessivamente generosas de calorias envelhece e sofre danos mais rapidamente. Diminuindo 30% a 40% da comida dos animais, estes viveram em média 50% a mais que o normal.

Para metabolizar as calorias, precisamos queimar oxigênio, gerando radicais livres; portanto, o oxigênio é o meio de vida e de morte. Não vivemos sem oxigênio, mas é pelo oxigênio que morremos. Assim, quanto mais calorias consumimos, maior o número de radicais livres criados para danificar as células.

Quando examinados após a morte, os animais que queimam menos calorias ao longo da vida sofrem muito menos danos provocados por radicais livres, o vilão do envelhecimento. Cada vez que respiramos, queimamos oxigênio e desencadeamos 5% de radicais livres; ao ingerirmos muitas calorias, precisamos de mais oxigênio, e assim por diante.

Já entre os seres humanos, temos também uma prova de que isso é verdade: os habitantes de Okinawa, no Japão, que durante anos seguiram uma dieta com 17% a 40% menos calorias do que outros japoneses, tiveram de 30% a 40% menos doenças crônicas, inclusive doenças neurodegenerativas, como o mal de Alzheimer.

A restrição calórica também pode ajudar a imunizar as células do cérebro contra danos e doenças. Comer demais enfraquece as células do cérebro, expondo-as a danos, enquanto a restrição calórica fortalece as células do cérebro, tornando-as mais vigorosas e aumentando sua resistência aos danos, como o mal de Alzheimer, de Parkinson e de Huntington.

Há cerca de dez anos, Richard Mayeux, da Universidade Columbia, nos Estados Unidos, começou a acompanhar 1.500 pessoas saudáveis a fim de determinar o impacto da dieta no desenvolvimento de doenças degenerativas do cérebro. Ele descobriu que a ingestão calórica, de fato, faz uma enorme diferença. Além disso, os cérebros mais protegidos pertenciam ao grupo dos que ingeriram menos calorias e que foram alimentados com uma dieta com baixo teor de gordura saturada, de açúcar refinado, e alto teor de proteína e de carboidrato. A restrição de calorias também reduziu o risco de Parkinson e Alzheimer.

A "fome branda" imposta pela dieta de restrição calórica forçou as células do cérebro a se fortalecerem. É como ocorre nos músculos: quanto mais os utilizamos, mais fortes eles ficam, e mais resistentes a lesões. Isso se aplica também aos neurônios.

A conclusão disso tudo é: quanto mais calorias queimarmos, mais fracas se tornarão as células do cérebro e mais rápido será o envelhecimento cerebral.

Curiosidades e dicas alimentares

Aprenda mais!

Alho: preventivo contra o câncer de mama

A Universidade Penn State, nos Estados Unidos, informa: 20 gramas de alho por dia – cerca de seis dentes médios – reduzem a incidência de câncer de mama. Isso se deve à salilcisteína, componente que mata as células cancerosas. Como comer tanto alho é impossível, a prevenção passa pelas pílulas de alho concentrado.

Soja: ajuda a enfrentar a menopausa

Essa leguminosa pode se tornar uma aliada das mulheres na menopausa e até ser uma alternativa à reposição hormonal. É o que indicou um estudo feito pela Universidade Estadual de Campinas e pela Universidade Federal de São Paulo, com 80 mulheres que estavam nessa fase. Por quatro meses, elas tomaram cápsulas com 100 miligramas de isoflavonas, substâncias presentes na soja. "Após esse período, elas se sentiram melhor", conta o engenheiro de alimentos da Unicamp Dong Koo Vim, coreano radicado no Brasil. "As isoflavonas não causam efeitos colaterais, como o desenvolvimento do câncer de mama", diz o ginecologista, também coreano, Kyung Koo Han, da Unifesp.

Vinho: vence a gordura

Uma dica para quem não consegue resistir a uma comida gordurosa ou a uma mousse de chocolate: acompanhe-as com uma taça de vinho. Segundo uma pesquisa feita pela Faculdade de Medicina Baylor, em Houston, nos Estados Unidos, beber álcool moderadamente junto com uma refeição rica em gordura ajuda o organismo a dar a partida na fabricação de HDL, o bom colesterol, ao mesmo tempo que não interfere nos níveis de colesterol ruim.

Bactérias do iogurte: evitam câncer

O consumo de alimentos ricos em bifidobactérias e lactobacilos é uma maneira natural e saudável de evitar o mau hálito, os distúrbios intestinais e o câncer. Pesquisas da Universidade da Califórnia revelam que uma ou duas xícaras de iogurte por dia favorecem o funcionamento do sistema imunológico, estimulando a produção de interferon gama, substância capaz de retardar o crescimento de tumores e diminuir o risco de infecções respiratórias e câncer de intestino. Em outro estudo, Georges Halpern, imunologista e professor da Universidade da Califórnia, descobriu que as pessoas que consumiam um copo de iogurte por dia, durante um ano, tinham 25% menos resfriados do que os que não consumiam esse alimento. O médico e bioquímico

Sheldon Hendler, conselheiro nutricional do Comitê Olímpico norte-americano e professor da Universidade Columbia, explica que o leite fermentado com a bactéria *Lactobacillus acidophilus* ou outras bactérias reduz o colesterol, limpa a pele, aumenta a longevidade e ainda é útil para a manutenção do equilíbrio vaginal e intestinal. Além de tudo, o iogurte é um produto bem tolerado por pessoas com deficiência de enzima lactase.

Café: faz bem ou mal?

Ninguém pode negar: o cafezinho é uma instituição... E consumido com exagero. Quem dispensa uma xícara após o almoço, durante um bom papo ou em doses sucessivas para aliviar o estresse do trabalho no escritório?

Entretanto, são necessárias cautela e sensatez. Afinal, a literatura médica está repleta de problemas associados à cafeína, um dos mais de 600 componentes do produto, estimulante do sistema nervoso. Mas algumas pesquisas indicam que, em doses razoáveis, ela pode ser benéfica. A prova é que a cafeína entra na composição de remédios contra a dor, potencializando seu efeito analgésico, pois possui ação vasoconstritora.

Com a cafeína não sendo mais vilã, você e seu cafezinho podem respirar aliviados. Afinal, ele pode ser seu aliado, não seu inimigo. Como tudo na vida, a moderação deve ser o modelo para os adeptos dessa bebida. Ninguém precisa se privar da deliciosa bebida, principalmente agora que as novas descobertas no campo da saúde atribuem ao café propriedades antagônicas (e, por que não dizer, deliciosas?) às que comumente se veiculava.

Como afirma o professor Sílvio Garattini, do Instituto Mario Negri, em Milão: "Os dados de que dispomos a respeito do café são tranquilizadores, sobretudo no que diz respeito a seu uso moderado. A maior parte das acusações formuladas contra o café não foi confirmada pelos estudos efetuados". Evite, sim, o café com leite, que forma uma química venenosa para o fígado.

Quanto mais mastigamos, melhor

Devemos mastigar bastante, pois é na boca, sob o efeito da saliva e dos dentes, que começa a digestão dos alimentos. Para os orientais, comer com calma e tranquilidade é uma receita de bem-estar, um momento de meditação. Os macrobióticos acreditam que o alimento deve ser mastigado pelo menos 30 vezes.

Uma soneca depois do almoço faz bem

A sesta melhora a digestão, pois deixa o organismo livre para se concentrar no metabolismo dos alimentos. Estudos apontam que 40 minutos de sono após uma refeição aumentam em 34% a energia produtiva. Não se deve dormir mais de uma hora. Mas atenção: pessoas que sofrem de apneia do sono, insônia ou de problemas estomacais não devem cochilar após o almoço.

Não tome líquido junto com as refeições

Muito líquido junto com a comida pode provocar dilatação do estômago e diluição dos sucos gástricos, prejudicando a digestão. Nutricionistas recomendam não consumir líquidos uma hora antes e uma hora depois de cada refeição, pois os próprios alimentos já contêm água. Se você, por hábito, tiver dificuldade em não tomar nada junto com as refeições, dê preferência a sucos naturais e evite as bebidas gaseificadas, como refrigerantes, cervejas e água com gás.

Evite a carne vermelha

A carne, mesmo grelhada, causa o câncer. Quem comprova essa afirmação é o famoso cancerologista italiano Carlo Sirtori, da Organização Mundial da Saúde (OMS), diretor da Divisão de Anatomia Patológica do Instituto Nacional de Tumores, de Milão. Ele anunciou, em estudos concluídos em 1966, que as proteínas da carne grelhada decompõem-se e suas substâncias graxas transformam-se em hidrocarburetos, que, por sua vez, provocam câncer. Ele comenta que, de 1 quilo de carne assada na grelha, obtêm-se 6 gramas de benzopireno, quantidade que corresponde ao consumo de 600 cigarros.

Rapidinhas

- Tome uma taça de vinho tinto por dia.
- Tome uma colher de azeite de oliva extravirgem no desjejum.
- Dê preferência a alimentos integrais.
- Evite sal, refrigerantes, doces e frituras.

Que o desejo de se sentir bem inspire você a aceitar mudanças no seu estilo de vida, ficando, assim, chique e saudável.

Tabelas

Guia alimentar e valores nutricionais

Tabela 1

Valor nutricional em 100 ml de suco de uva

Calorias	61 kcal
Carboidratos	14,96 g
Proteínas	0,56 g
Lipídios	0,08 g
Vitamina A	8,00 µi
Tiamina	0,03 mg
Riboflavina	0,04 mg
Niacina	0,26 mg
Ácido pantotênico	0,04 mg
Vitamina B6	0,07 mg
Vitamina B9	2,60 mcg
Vitamina C	0,10 mg
Arginina	47,00 mg
Alanina	86,00 mg

Ácido glutâmico	110,00 mg
Fósforo	14,60 mg
Potássio	170,00 mg
Cálcio	7,30 mg
Magnésio	7,10 mg
Cobre	0,053 mg
Zinco	0,14 mg
Ferro	1,30 mg
Manganês	0,33 mg
Sódio	0,53 mg
Enxofre	3,50 mg
Boro	1,40 mg
Cromo	< 0,013 mcg

Tabela 2

Sugestão de suplementos para controle da homocisteína

Conforme a tabela abaixo, podemos observar as sugestões de suplementos para que possamos controlar a homocisteína presente no nosso organismo.

Risco de doença	Características	Homocisteína no plasma	Suplementos (micromoles/litro)
Baixo	Normal	4 -8	nenhum
Ligeiro	Dieta pobre, mais de 60 anos	8 -12	3 mg de B6/ 100mg de B12/ 400 mcg de vitamina B9
Moderado	Dieta pobre em vitamina B, vida sedentária, obesidade, tabagismo, mais de 60 anos	10-14	10 mg de B6/ 100 mg de B12/ 1000 mcg de vitamina B9
Alto	Histórico familiar, obesidade, tabagismo, hipertensão, LDL alta, HDL baixa	12-20	50 mg de B6/ 500 mg de B12/ 2000 mcg de vitamina B9
Muito alto	Angina, ataques isquêmicos, insuficiência renal, diabetes	16-30	100 mg de B6/ 1000 mg de B12 / 5000 mcg de vitamina B9

Tabela 3

Melhores antioxidantes – frutas e vegetais

Segundo testes realizados na Universidade Tufts, esta é a capacidade antioxidante (ORAC) de 53 frutas e vegetais, ou seja, sua capacidade de combater os radicais livres que atacam as células cerebrais.

Fruta ou vegetal	Capacidade	Item ou porção antioxidante em 100g	Capacidade antioxidante
Abacate	782	1/2	149
Abóbora	150	1/2 xícara cozida	183
Abobrinha	176	1/2 xícara cozida	115
Alface	116	5 folhas grandes	116
Alho	1.939	1 dente	58
Ameixa	949	1 ameixa	626
Ameixa seca	5.770	1 ameixa	462
Amora	2.036	1/2 xícara	1.466
Banana	221	1 banana	252
Batata-doce	301	1/2 xícara cozida	301
Berinjela	386	1/2 xícara cozida	185
Beterraba	841	1/2 xícara	715
Blueberry	1.750	1/2 xícara	831
Brócolis	1/2	1/2 xícara cozido	817
Brotos de alfafa	931	1 xícara	307
Cebola	449	1/2 xícara	360
Cenoura	207	1/2 xícara crua 1/2 xícara cozida	115 160
Cereja	670	10 cerejas	455

Fruta ou vegetal	Capacidade	Item ou porção antioxidante em 100g	Capacidade antioxidante
Couve	1.770	1/2 xícara cozida	1.150
Couve-flor	377	1/2 xícara crua 1/2 xícara cozida	234 188
Damasco	164	3 crus	175
Ervilha	364	1/2 xícara cozida	2.291
Espinafre, cozido no vapor	909	1/2 xícara	1.089
Espinafre cru	1.210	1 xícara	678
Feijão cozido	503	1/2 xícara	640
Feijão-de--corda	201	1/2 xícara cozida	125
Feijão--mulatinho	460	1/2 xícara cozido	400
Folha de alface	262	10 folhas	200
Framboesa	1.227	1/2 xícara	755
Kiwi	602	1 fruta	458
Laranja	750	1 laranja	982
Maçã	218	1 maçã média	300
Melão	252	1/2 melão	670
Milho	402	1/2 xícara cozida	330
Morango	1.536	1/2 xícara	1.144
Pêssego	158	1 médio	137
Pimentão vermelho	731	1 pimentão médio	540
Repolho	298	1/2 xícara cru	105
Tofu	213	1/2 xícara	195
Uva-passa	2.830	1/4 xícara	1.019
Uva verde	446	10 uvas	107
Uva rosada	739	10 uvas	177

As unidades usadas foram ORAC.

Tabela 4

Quantidade de vitaminas presentes nos alimentos

Alimento	Quant.	B6 (microgramas)	B9 (miligramas)	B12 (miligramas)
Abacate	1/2	0,15	18	0
Abóbora-melão	1/3	0,15	14	0
Abrobrinha	1 grande	0,08	11	0
Aipo	1 xícara	0,06	7	0
Alface	4 folhas	0,04	24	0
Ameixa	1 média	0,04	2	0
Amêndoas	20	0,03	14	0
Arroz branco	1 xícara	0,26	9	0
Arroz integral	1 xícara	0,83	36	0
Aspargos enlatados	8	0,036	10	0
Aspargos frescos	8	0,09	38	0
Atum em lata	85 g	0,51	7	10
Atum, filé fresco	85 g	1,08	7	16
Aveia	1 xícara	0,06	22	0
Banana média	1 média	0,51	20	0
Batata-doce	1 média	0,22	19	0
Brócolis	1 talo grande	0,27	76	0
Carne vermelha magra	85 g	0,52	8	1,7
Cebola	2 médias	0,08	10	0
Cenoura	1 grande	0,15	18	0
Cerejas	10 grandes	0,33	3	0
Couve	4 folhas grandes	0,33	49	0
Couve-de-bruxelas	10	0,32	17	0

Alimento	Quant.	B6 (micro-gramas)	B9 (mili-gramas)	B12 (mili-gramas)
Couve-flor	1 xícara	0,32	76	0
Ervilha	1 xícara	0,13	18	0
Espinafre	4 folhas grandes	0,28	33	0
Farinha de trigo integral	30 g	0,10	11	0
Favas verdes	1 xícara	0,08	24	0
Feijão-branco	85 g	0,56	40	0
Fermento de padaria	1 bolo	0,20	130	0
Fígado	85 g	1,00	174	9,6
Frango, carne branca	85 g	0,82	18	0,5
Frango, carne escura	85 g	0,39	14	0,5
Grapefruit	1/2	0,07	12	0
Laranja	1 média	0,07	29	0
Leite de vaca	1 xícara	0,07	4	0,7
Lentilha	1 xícara	0,60	23	0
Limão	1	0,01	1	0
Maçã	1 média	0,02	5	0
Melaço	1 colher de sopa	0,06	3	0
Milho	1 espiga média	0,16	19	0
Morango	6 médios	0,04	4	0
Ostra	6 cruas	0,05	48	18
Ovos frescos	1 grande	0,06	11	1,5
Ovos, claras	3 ovos médios	0,01	1	1,5
Ovos, gemas	2 ovos médios	0,16	12	3
Pão de farinha de trigo integral	2 fatias	0,11	32	0
Pepino	1 médio	0,03	3	0
Pêssego	1 médio	0,02	2	0
Pimenta verde	1 grande	0,16	2	0

Alimento	Quant.	B6 (microgramas)	B9 (miligramas)	B12 (miligramas)
Queijo camembert	85 g	0,09	10	0,5
Queijo cheddar	85 g	0,05	11	0,6
Repolho	1 xícara	0,22	42	0
Salmão, filé fresco	85 g	0,84	20	19
Tomate	2 médios	0,10	6	0

Idade	B6 (microgramas)	B9 (miligramas)	B12 (miligramas)
Porção diária estimada, adultos	1,1-1,3	220-250	9
Porção diária estimada, idosos	1,3-1,6	174-220	4,5
Porção diária ideal	3-3,5	350-400	5-15

Tabela 5

Cuidado com as altas doses

Altas doses de vitaminas e minerais podem se tornar tóxicas para o corpo e para o cérebro. Eis um guia sobre as quantidades seguras:

Nutriente		Dose diária segura*	Doses altas que causam danos
Vitamina A (retinol)		10.000 µi	21.600 µi (danos hepáticos)
Betacaroteno		25 mg	desconhecida
Vitamina D		800 µi	2.000 µi
Vitamina E		1.200 µi	desconhecida
Vitamina C		acima de 1.000 µi	desconhecida
Tiamina (B1)		50 mg	desconhecida
Riboflavina (B2)		200 mg	desconhecida
Niacina	Ácido nicotínico	500 mg	1.000 mg (500 mg de ação lenta)
	Nicotinamida	1.500 mg	3.000 mg
Piridoxina (B6)		200 mg	500 mg
Vitamina B9		1.000 mcg	desconhecida
Vitamina B12		3.000 mcg	desconhecida
Cálcio		1.500 mg	acima de 2.500 mg
Magnésio		700 mg	desconhecida
Cromo		1.000 mg	desconhecida
Ferro		65 mg	100 mg
Selênio		200 mg	910 mcg
Zinco		30 mg	60 mg

* Não foram observados efeitos adversos nessa quantidade.

Tabela 6

Guia alimentar

Alimento	Propriedades
Abacaxi	Levemente diurético e laxativo. Fluidifica secreções respiratórias, pigarros, mucos, catarros.
Abóbora	Levemente diurética, laxativa, mobilizante, desintoxicante.
Abobrinha	Levemente laxativa quando comida com a casca. Levemente diurética.
Acelga	Rica em ferro e regularizadora do ritmo intestinal.
Agrião	Diminui a sensação de sede e de boca seca.
Alcachofra	Mineiralizante e diurética.
Alface	Refrescante e calmante.
Algas marinhas	Ricas em minerais e aminoácidos, ativam as funções endócrinas.
Alho	Clareia a voz, excelente "antibiótico natural".
Alho-poró	Mineralizante, diurético, laxativo, vermífugo.
Ameixa	A ameixa fresca é diurética, fluidificante de secreções e refrescante. Tanto a fresca como a seca são laxativas.
Amêndoa	Tonifica o sangue.
Amendoim	Tonifica os rins.
Arroz integral	Alimento universalmente harmonizante.
Aspargo	Levemente diurético e laxativo.
Aveia	Tonifica e refresca.
Banana	Tonifica e dá energia ao sangue. Lubrifica intestinos e neutraliza toxinas. Acalma a sede.
Batata-doce	Levemente laxativa, harmonizante.
Broto de alfafa	Diurético, refrescante, calmante, hipotensor.
Broto de feijão	Levemente diurético, mobilizante das estagnações de líquido e gases nos intestinos. É levemente calmante.
Cana-de-açúcar	Diminui a sensação de calor e ajuda a reduzir a secura de mucosas. Excelente fonte de energia.

Alimento	Propriedades
Caqui	Diminui a sensação de calor, acalma a sede e a tosse.
Castanhas	Alimento tonificante do sangue.
Cebola	Fluidifica a secreção respiratória.
Cenoura	Harmonizante que ajuda a eliminar estagnações alimentares no tubo digestivo, displasias mamárias e tensões pré-menstruais.
Cereja	Levemente laxativa e diurética.
Champignon	Refrescante e mineralizante.
Chicória	Refrescante e calmante. Acalma a sensação de sede e calor.
Chuchu	Umectante.
Couve	Favorece o trânsito intestinal; amaciante do bolo fecal.
Couve-flor	Levemente diurética. Diminui a sensação de sede.
Damasco	Diminui a sensação de sede, é umectante das mucosas.
Ervilha verde	Alimento regulador, harmonizante.
Feijão cozido	Bastante nutritivo, indicado para anemias e fraqueza física.
Figo	Favorece a lactação.
Frango	De fácil digestão e gerador de menos toxinas do que a carne bovina e o camarão.
Gengibre	Mobiliza estagnações no sangue.
Gergelim	Tonifica, melhora a disposição e a força física.
Germe de trigo	Remove estagnações de sangue que ocorrem nos hematomas. Antioxidante, ajuda a prevenir o envelhecimento.
Hortelã	Dissipa o calor, a agitação, estagnações de líquidos e edemas.
Inhame	Regulador, harmonizante para crianças, adultos e idosos. Favorece a produção de leite materno. Alimento energético e desintoxicante.
Limão	Tem propriedade anti-infecciosa.
Maçã	Fruta harmônica, que, na verdade, apresenta cinco sabores. O salgado e o picante também estão presentes em algumas maçãs. É antitóxica e combate os efeitos nocivos do álcool. É calmante.

Alimento	Propriedades
Macarrão	Energizante, pode fazer parte da dieta de emagrecimento, desde que combinado com as hortaliças, sem queijo ou carnes.
Mamão	Digestivo, laxativo, diurético.
Manga	A manga "pesa" e diminui a sensação de fome. Um suco de manga elimina a sensação de fome. Dissipa a sede, ajuda a umedecer as mucosas.
Mariscos	Ricos em cálcio.
Mel	Tem poder adoçante maior que o do açúcar e um efeito tranquilizante.
Melancia	Bastante refrescante. Acalma a sede.
Melão	Diurético, refrescante, calmante.
Milho verde	Alimento energético, tonificante.
Morango	Levemente diurético.
Nabo	Diurético.
Nozes	Tonificante da energia física e do sangue.
Ostras	Devem fazer parte da dietoterapia daqueles que apresentam quadro de vertigens, labirintites.
Ovo	Tônico do sangue.
Pão integral	Harmonizante.
Pera	Refrescante, tranquilizante e umectante. Diminui a secura da pele e mucosas.
Pêssego	Levemente diurético, mobilizante de líquidos. O chá das folhas de pêssego é levemente diurético, laxativo, antiestagnante, anti-inflamatório.
Pimenta	Mobiliza as estagnações do sangue, aumentando a sensação de calor, promovendo rubor e transpiração.
Pimentão	Aquece o corpo, mobiliza a circulação de líquidos, induz a sudorese, promove vasodilatação.
Repolho	Levemente diurético e laxativo.
Tangerina	Levemente diurética e laxativa, quando comida com o bagaço.
Tofu	Diminui a sensação de calor.
Trigo integral	Alimento harmonizante, revitalizante, tonificante da força física do sangue.
Uva	Nutritiva, tonificante da força física do sangue.

Referências bibliográficas

Carper, Jean. *Curas milagrosas: descobertas científicas que revelam o poder de cura das ervas vitais e de outros remédios naturais*. Rio de Janeiro: Campus, 1999.

Curvo, João. *Para gordos, magros e instáveis*. Rio de Janeiro: Rocco, 1990.

Ewin, Jeannette. *O lado sadio das gorduras: ácidos graxos essências para uma vida e uma aparência saudáveis*. Campus: Rio de Janeiro, 1997.

Gonsalves, Paulo Eiro. *Alternativas de alimentação*. São Paulo: Alameda, 1996.

Lazarus, Pat. *A cura da mente através da terapia nutricional: uma abordagem ortomolecular para problemas psicológicos*. Rio de Janeiro: Campus, 1997.

McCully, K. S. "Homocysteine theory of arteroesclerosis: development and current status". In: Paoletti, R.; Gotto Jr., A. M. *Artherosclerosis Review*. Nova York: Raven Press, 1983, v. 11, pp. 157-246.

____________. *The homocysteine revolution: medicine for the new millennium*. New Canaan: Keats Publishing, 1997.

Mindell, Earl. *Vitaminas: guia prático das propriedades e aplicações*. São Paulo: Melhoramentos, 1996.

Revista Saúde. "Chocolate: a ciência explica por que não dá para resistir", v. 235, abr. 2003.

Revista *Reader's Digest*. "A guide to vitamins, minerals and supplements", 1990.

Conheça outros títulos da autora

O que a dieta ortomolecular pode fazer por você

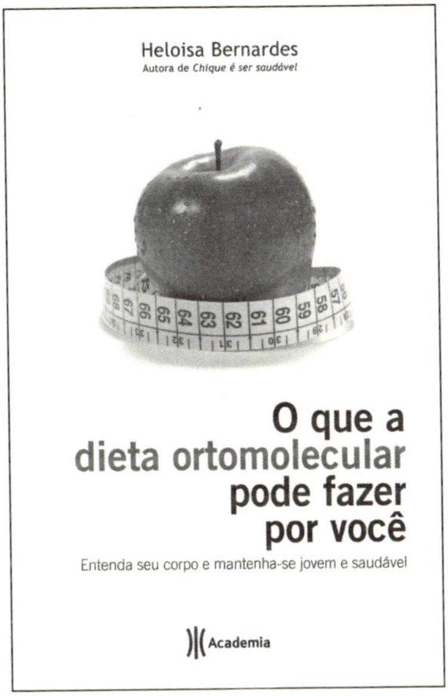

Emagrecer, ter uma pele mais viçosa, ganhar disposição e blindar seu corpo contra diversos males. Esses são alguns dos benefícios da terapia ortomolecular – prática que restabelece o equilíbrio vital, corrigindo as deficiências ou os excessos de nutrientes que comprometem o bom funcionamento do organismo. Nesse livro, Heloisa Bernardes reúne todas as informações necessárias e dá dicas valiosas para que você identifique mais facilmente o que lhe faz bem e o que seu corpo rejeita. Assim, poderá cuidar de sua saúde de maneira natural, respeitando seu próprio ritmo.

A dieta de Jesus

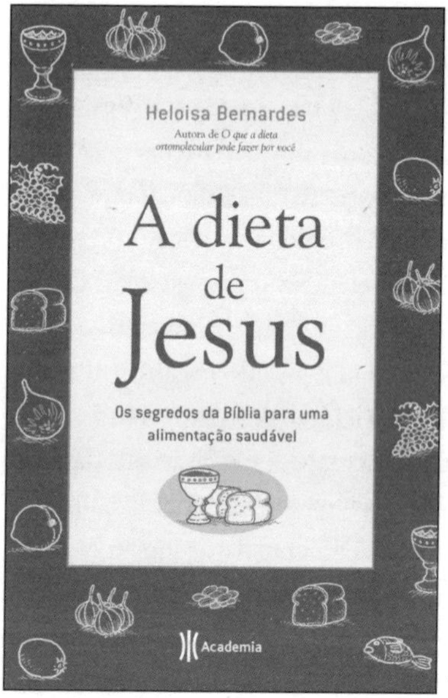

Com uma nova leitura da Bíblia, Heloisa Bernardes conseguiu um guia para uma vida mais longa e saudável. Inspirada em passagens do livro sagrado, a autora nos orienta a adotar hábitos simples, como os de Jesus, que equilibram nosso corpo e espírito. Ao pesquisar a Bíblia e outros textos históricos, a autora chegou à surpreendente conclusão de que os hábitos alimentares praticados na época de Cristo são os mesmos que os maiores especialistas em nutrição pregam hoje em dia. E mostra como os leitores podem seguir os preceitos sagrados também à mesa.

As fontes da longevidade

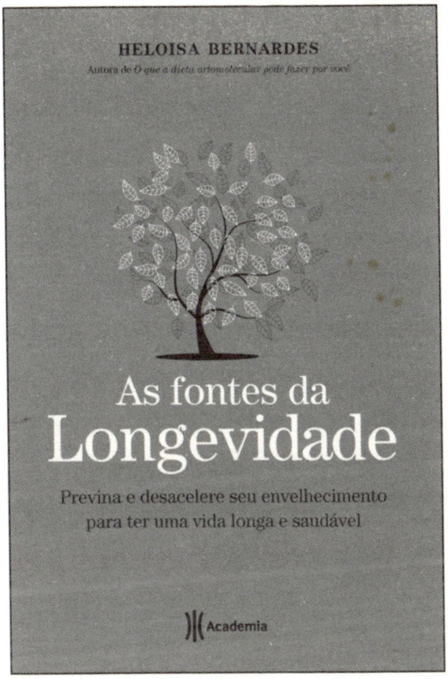

Neste livro indispensável, Heloisa Bernardes mostra o que você deve fazer para desacelerar o processo de envelhecimento. Já se comprovou que alguns hábitos têm muito mais impacto sobre a longevidade do que a herança genética. Ao lançar mão de algumas estratégias – de comportamentos a exercícios, de alimentos a suplementos de vitaminas e minerais –, você poderá compensar as perdas específicas de cada fase da vida e evitar os males que chegam com a idade. Coloque em prática as recomendações e, em pouco tempo, você se sentirá mais jovem, por dentro e por fora.

Este livro foi composto em Minion
para a Editora Planeta
em outubro de 2011